U. Weidlich

Mitarbeiterbeurteilung in der Pflege

Ute Weidlich

Mitarbeiterbeurteilung in der Pflege

Systematisch bewerten, Zeugnisse schreiben

3. Auflage

Unter Mitarbeit von: Thomas Erbskorn-Fettweiß und Kathrin Fettweiß

ELSEVIER
URBAN & FISCHER

URBAN & FISCHER München

Zuschriften und Kritik an:
Elsevier GmbH, Urban & Fischer Verlag, Hackerbrücke 6, 80335 München
E-Mail pflege@elsevier.de

Bibliografische Information der Deutschen Nationalbibliothek
Die Deutsche Nationalbibliothek verzeichnet diese Publikation in der Deutschen Nationalbibliografie; detaillierte bibliografische Daten sind im Internet über http://dnb.d-nb.de abrufbar.

3. Auflage 2010

Der Urban & Fischer Verlag ist ein Imprint der Elsevier GmbH.

10 11 12 13 14 5 4 3 2 1

Abbildungsverzeichnis:
Zeichnungen: Jörg Mair, Eching
Abb. 4.5–4.7: Abdruck mit freundlicher Genehmigung von TMS Development Int. Ltd. York/GB. Das Team Management Rad ist ein eingetragenes Warenzeichen.

Um den Textfluss nicht zu stören, wurde die grammatikalisch maskuline Form gewählt. Selbstverständlich sind in diesen Fällen immer Frauen und Männer gemeint.

Planung: Christine Schwerdt, München
Lektorat und Projektmanagement: Dagmar Wiederhold, München
Redaktion: Ulrike Frühwald, Hamburg
Herstellung: Nicole Kopp, München
Satz: abavo GmbH, Buchloe/Deutschland; TnQ, Chennai/Indien
Druck und Bindung: Lego Print S.p.A., Lavis/Italien
Umschlaggestaltung: SpieszDesign, Neu-Ulm
Titelfotografie: © GettyImages/Stone/Hans Neleman

ISBN 978-3-437-26572-3

Aktuelle Informationen finden Sie im Internet unter **www.elsevier.de** und **www.elsevier.com**

Vorwort

Die Grundidee zu dem vorliegenden Fachbuch entstand 1996 auf einem Workshop zu dem Thema „Mitarbeiterbeurteilung in der Pflege". Zielgruppengerichtete Literatur gab es zu diesem Zeitpunkt kaum, eine fachliche Vorbereitung war nur auf der Grundlage allgemein ausgerichteter Literatur möglich.

1998 kam die 1. Auflage dieses Buchs heraus. Durch Erfahrungen, die wir in der Beratung, in Seminaren und in der Weiterbildung von Leitungspersonen in der Pflege sammeln konnten, wurden wir Autoren selbst zunehmend zu Experten auf diesem Gebiet und konnten in der 2. Auflage den Inhalt des Fachbuchs erweitern. Zudem erhielten wir positive Rückmeldungen und konstruktive Kritik von Seminarteilnehmern und Lesern unseres Buchs. Sie bestätigten uns, dass wir auf dem richtigen Weg mit unseren Grundüberlegungen zum Thema Mitarbeiterbeurteilung waren. Grundlegende Gesetze wie das Altenpflege- und Krankenpflegegesetz hatten sich inzwischen geändert, Qualitätsmanagement und Konzepte wie „Führen mit Zielen" hatten in das Gesundheitswesen Einzug gehalten.

Das zentrale Kapitel des Buches stellt den Begriff „Schlüsselqualifikationen" in den Mittelpunkt. Die Orientierung am Konzept der Schlüsselqualifikationen hat sich in vielen Berufsausbildungen und Studiengängen durchgesetzt, da es für Lehrpersonen und Lernende gleichermaßen eine gute Grundlage zur Verfolgung des Ausbildungsziels bietet. All diejenigen, die Beurteilungen verfassen müssen, erhalten über dieses Fachbuch konkrete Anhaltspunkte und individuelle Formulierungshilfen für ihre Tätigkeit.

Mit der 3. Auflage des Buches „Mitarbeiterbeurteilung in der Pflege" steht den Lesern eine zusätzliche Online-Version zur Verfügung. Hier können z. B. weitere Beurteilungskriterien eingesehen und als Download direkt für die eigene Arbeit genutzt werden. So liegen z. B. Kontrollbögen mit exemplarischen Beurteilungskriterien in einer editierbaren Form vor, sodass eine Anpassung an den eigenen Arbeitsbereich in kürzester Zeit und ohne großen Arbeitsaufwand möglich ist.

Die abschließende Ergänzung bietet das Kapitel Arbeitszeugnisse, das die neuesten gesetzlichen Grundlagen berücksichtigt.

Ich hoffe sehr, dass es den Autoren und dem Verlag gelungen ist, dieses Fachbuch an die aktuellen Bedürfnisse von Beurteilern und zu Beurteilenden in der Pflege anzupassen.

Mein Dank richtet sich an alle, die uns bei der inhaltlichen Weiterentwicklung des Buchs unterstützt haben.

Pinneberg, Herbst 2009

Ute Weidlich
Herausgeberin
und Mitautorin

Die Herausgeberin

Ute Weidlich

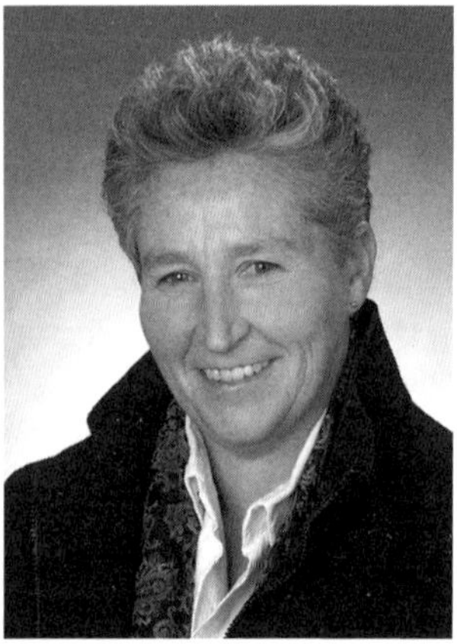

Nach der Tätigkeit als Krankenschwester in verschiedenen Fachbereichen, als Pflegedienstleitung in einem Krankenhaus und als Lehrerin für Pflege folgte eine fundierte Ausbildung im Projekt- und Qualitätsmanagement, u. a. in einem Kontaktstudiengang an der Universität Hamburg. Anschließend legte Ute Weidlich ihre Arbeitsschwerpunkte auf das Qualitätsmanagement und die Personalentwicklung im Gesundheitswesen. Sie war u. a. Leiterin einer Weiterbildungseinrichtung am Landesbetrieb Krankenhäuser in Hamburg, ab 1998 folgte die Tätigkeit als freiberufliche Trainerin und Beraterin. Seit September 2008 ist sie für die Rosenhof Seniorenwohnanlagen im Qualitätsmanagement bundesweit für den Bereich Pflege zuständig.

Die Mitautoren

Kathrin Fettweiß und Thomas Erbskorn-Fettweiß

1986 bzw. 1983 Abschluss des Psychologie-Studiums an der Universität Hamburg. Es folgten Ausbildungen in verschiedenen integrativen therapeutischen und beratenden Verfahren. Beide sind zertifizierte Berater für das Team Management System. Seit 1989 arbeiten sie mit einem Schwerpunkt im Gesundheitswesen im eigenen Beratungsunternehmen, das 2003 in die Cor Coaching GmbH überführt wurde, einer Gesellschaft für Supervision, Coaching, Organisationsberatung und Weiterbildung (www.corcoaching.de). Aktuelle Arbeitsschwerpunkte sind Fort- und Weiterbildung für Führungskräfte und Coachs, Betriebliches Gesundheitsmanagement (BGM) und die o. g. Kernleistungen auf salutogenetischer Basis. Sie entwickeln systematisch ökosystemische Ansätze für die Praxis in Beruf und Organisation.

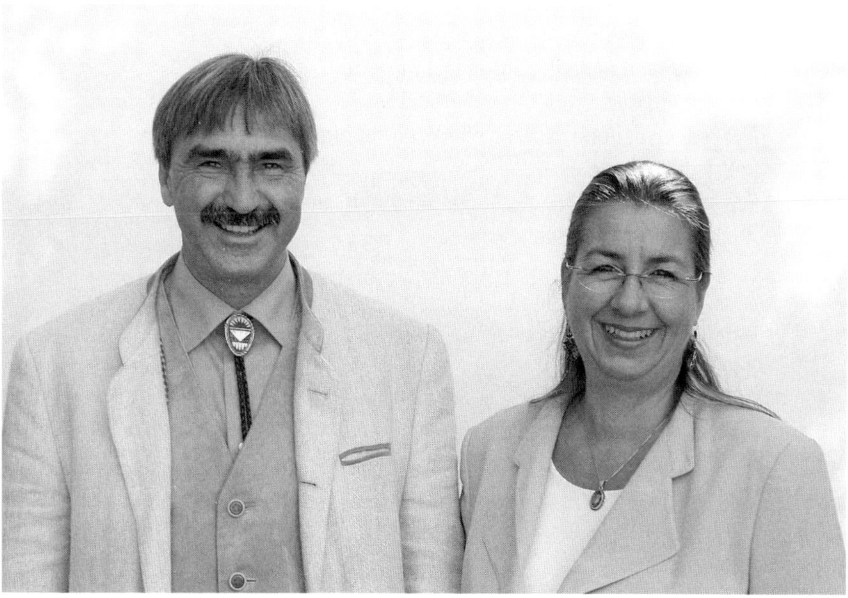

Inhaltsverzeichnis

KAPITEL

1 Beurteilungen – abhängig von Werten und Normen

1.1 Beurteilen: Was heißt das?

Wer in die Situation gerät, Mitmenschen beurteilen zu müssen, wird feststellen, dass die eigene Sicht und persönliche Ansprüche in das Urteil mit einfließen. Umgekehrt kann der Leser einer Beurteilung davon ausgehen, dass das „Bild vom Menschen", das der Beurteiler verinnerlicht hat, einen starken Einfluss auf die Beurteilung genommen hat. Der Beurteiler hat sich ein Bild von der zu beurteilenden Person gemacht und dieses in Bezug auf sein eigenes verinnerlichtes Menschenbild bewertet. Es ist daher sinnvoll, sich vor der Beschäftigung mit dem Thema „Mitarbeiterbeurteilung in der Pflege" mit verschiedenen Menschenbildern auseinanderzusetzen.

Im Beurteilungswesen geht es immer darum, die Leistungsfähigkeit eines Mitarbeiters zu erfassen und zu bewerten. Das Wort „Be**urteil**ung" macht deutlich, dass durch die Bewertung, die schriftlich oder mündlich erfolgt, auch ein Urteil gefällt oder ausgesprochen wird. Um der zu beurteilenden Person die Möglichkeit zur Stellungnahme zu geben, sollte der schriftlichen Beurteilung eine mündliche Rückmeldung vorangehen.

Durch eine Beurteilung macht der Vorgesetzte eine Aussage darüber, über welche berufsbezogenen Einstellungen und Fähigkeiten der Mitarbeiter verfügt und welche Entwicklungen im Bereich einzelner Kompetenzen erfolgt sind. Liegt die schriftlich verfasste und durch Unterschriften der beteiligten Personen bestätigte Beurteilung vor, so wird diese für Jahre oder gar Jahrzehnte in der Personalakte verwahrt. Beurteilungen können daher, je nach ihrem Anlass, entscheidende Konsequenzen für einzelne Mitarbeiter eines Betriebs haben. Eine berufliche Weiterentwicklung kann mit der Beurteilung eng in Verbindung stehen, sie kann z. B. eine geplante Beförderung bestätigen oder infrage stellen.

1.2 Betrachtungsweisen, die die Beurteilung beeinflussen

1.2.1 Menschenbilder in der Gesellschaft

Jeder Mensch hat bestimmte Vorstellungen über das Wesen des Menschen verinnerlicht und verhält sich anderen Menschen gegenüber entsprechend. Diese Grundvorstellungen bezeichnet man in ihrer Gesamtheit als Menschenbild. Im formulierten Menschenbild werden menschliche Verhaltensweisen als vereinfachte Muster abgebildet. Dadurch entsteht ein „Modellmensch", der keinem lebenden Menschen vollständig gleicht. Einzelne Personen können sich in diesem Bild daher immer nur teilweise wiederfinden.

Das Menschenbild hat sich im Laufe der Jahrzehnte verändert und sich immer wieder an die gesellschaftlichen Bedingungen angepasst. So stand am Ende des 19. Jahrhunderts die Arbeitsleistung des einzelnen Menschen im Vordergrund, deren materielle Entlohnung das Überleben sicherte. Diese Sichtweise änderte sich mit steigendem Wohlstand. Der Mensch wurde mehr und mehr als soziales Wesen gesehen, für den Kommunikation, das Miteinanderarbeiten und Selbstverwirklichung immer wichtiger wurden. Vor allem in sozialen Berufsfeldern spielen diese Menschenbilder in der Aus-, Fort- und Weiterbildung sowie der Ausübung des Berufs eine wesentliche Rolle, da der Umgang mit anderen Menschen im Vordergrund steht.

Im Folgenden werden exemplarisch zwei Menschenbilder vorgestellt, die unterschiedliche Sichtweisen aufzeigen:

- Abraham H. **Maslow** (1908–1970), ein Vertreter der humanistischen Psychologie, sagt zur menschlichen Persönlichkeit: „Der Mensch verfügt über eine Hierarchie von Bedürfnissen. Befriedigte Bedürfnisse motivieren nicht mehr. Werden geeignete Voraussetzungen geschaffen, bietet die Arbeit Gelegenheit für Wachstum, Entwicklung und Selbstverwirklichung. Wird die Gelegenheit geboten, leistet er konstruktive Beiträge zur Erreichung der Organisationsziele" (Leuzinger/Luterbacher 2000, S. 38). In seinem Buch „Motivation und Persönlichkeit" stellt Maslow 1954 heraus, dass mit der Motivation eines Menschen die Befriedigung bestimmter Bedürfnisse eng verbunden ist. Diese Bedürfnisse lassen sich in hierarchischer Form darstellen und werden in ➢ Abb. 1.1 benannt. Die Grundfeste bilden dabei die überlebenswichtigen körperlichen Bedürfnisse. Die in der Abbildung weiter oben genannten Bedürfnisse erwachsen erst dann, wenn die darunterliegenden, grundlegenderen Bedürfnisse befriedigt sind. Erst auf der Basis einer gesicherten körperlichen Versorgung stellt sich etwa die Frage nach Anerkennung und Selbstverwirklichung. Diese sind nicht als wichtiger anzusehen, sondern kennzeichnen einen höheren Anspruch.
- Zwei extreme Menschenbilder, die der Motivationsforscher **McGregor** (1906–1964) als Theorie X und Theorie Y bezeichnet, sind in ➢ Tab. 1.1 gegenübergestellt. Selten werden sie in der hier benannten Form vertreten (Leuzinger/Luterbacher 2000). Dennoch sind auch heute noch viele Menschen, und damit natürlich auch Beurteiler, durch die verbrei-

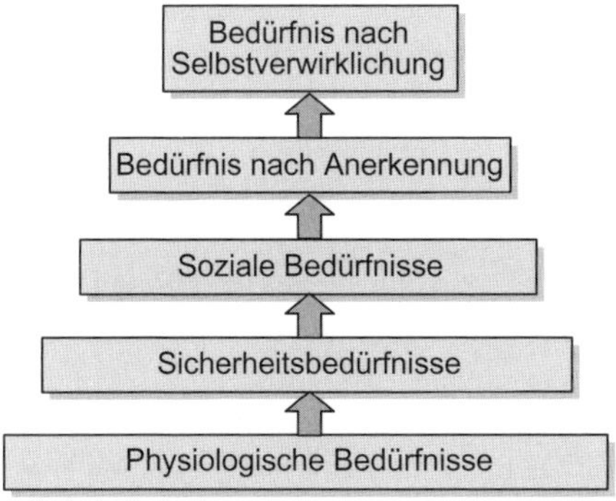

Abb. 1.1 Bedürfnishierarchie nach Abraham H. Maslow.

Tab. 1.1 Theorie X vs. Theorie Y – Gegenüberstellung nach McGregor (nach Leuzinger/Luterbacher 2000)

Theorie X	Theorie Y
Der Mensch hat eine angeborene Abneigung gegen Arbeit und versucht, ihr aus dem Weg zu gehen, wo immer er kann.	Der Mensch hat keine angeborene Abneigung gegen Arbeit: Der körperliche und geistige Einsatz ist für ihn genauso natürlich wie Spiel und Ruhe. Seine Einstellung zur Arbeit hängt von seinen Erfahrungen ab: Er erlebt sie entweder als Quelle der Zufriedenheit (und verrichtet sie gern) oder als Quelle der Unzufriedenheit (und geht ihr nach Möglichkeit aus dem Weg).
Deshalb muss der Mensch durch Druck, Zwang, Strafandrohung und Kontrolle dazu gebracht werden, einen Beitrag zur Erreichung der Organisationsziele zu leisten.	Wenn der Mensch sich mit den Zielen des Systems identifiziert, ist er bereit, von sich aus Leistungen zu vollbringen und Selbstkontrolle zu üben. Wie sehr er sich mit den Zielen identifiziert, hängt von den Belohnungen ab, die mit ihrem Erreichen verbunden sind. Die wichtigsten Belohnungen (Arbeitsanreize) sind Freude an der eigenen Arbeit und die Möglichkeit zur Entfaltung der eigenen Persönlichkeit.
Der Mensch möchte lieber geführt werden, als selber Verantwortung zu übernehmen. Er hat wenig Ehrgeiz und ist vor allem auf Sicherheit aus.	Unter geeigneten Bedingungen ist der Mensch nicht nur bereit, Verantwortung zu tragen, sondern er sucht sie sogar. Scheu vor Verantwortung ist nicht angeboren, sondern die Folge negativer Erfahrungen. Der Mensch ist erfinderisch und kreativ, wenn er es nur sein darf. Diese Potenziale werden jedoch am Arbeitsplatz kaum aktiviert und genutzt.

teten und verbalisierten Annahmen zu den Bedürfnissen und Motiven des „Durchschnittsmenschen" stark beeinflusst. Die Theorie X ist einseitig negativ geprägt und scheint nicht mehr zeitgemäß zu sein, während die liberalere Theorie Y in den Führungskonzepten moderner Unternehmen wieder zu finden ist. Dort tritt sie in Form von Entwicklungsförderung und Bereitstellung von Möglichkeiten zur Unterstützung vorhandener Potenziale der Mitarbeiter zutage. In Beurteilerseminaren hat sich gezeigt, dass diese extrem voneinander abweichenden Theorien den Teilnehmern sehr deutlich machen, wie sehr die Vorstellungen darüber, wie ein Mensch zu sein hat, in die eigene Bewertung anderer Menschen einfließt und wie sehr unsere Verhaltensweisen davon abhängen.

! MERKE

Mit dem Wandel des jeweils gültigen Menschenbilds ist gleichzeitig ein Wandel der Führungsstile in Unternehmen zu beobachten.

Menschenbilder beeinflussen Unternehmensleitbilder und Führungskonzepte in Betrieben ebenso wie eine klar benannte Kundenorientierung und eine gewünschte Corporate Identity (Identifikation der Mitarbeiter mit dem Unternehmen selbst und seinen Zielen). Damit verändern sich auch Beurteilungskriterien und Beurteilungsmaßstäbe.

1.2.2 Menschenbilder in der Pflege

Die Berufsbilder der Kranken- und Altenpflege sind auch heute noch stark durch religiöse, geschichtliche und ethische Einflüsse geprägt. Auch Pflegende haben sich im Laufe der Geschichte mit Menschenbildern auseinandergesetzt und tun dies noch heute. Pflegetheoretikerinnen nutzen unter anderem die Erkenntnisse von Psychologen und Pädagogen. Beispielhaft sei hier auf die sogenannten Bedürfnismodelle hingewiesen, die die Bedürfnisse der Menschen und deren Fähigkeit, diese selbst zu befriedigen, in den Mittelpunkt stellen.

Pflegemodell nach Henderson

Das auf dieser Basis 1939 von Virginia **Henderson** entwickelte Pflegemodell diente vielen späteren Pflegetheorien als Ausgangsebene. Henderson beschreibt den Menschen als Individuum, dessen Körper und Geist untrennbar sind. Der Pflegebedürftige und seine Angehörigen werden als eine Einheit gesehen. In dem Pflegemodell wird davon ausgegangen, dass jeder Mensch 14 Grundbedürfnisse hat. Kann ein Mensch diese Grundbedürfnisse nicht aus eigener Kraft befriedigen, ist er auf die Unterstützung von anderen Menschen angewiesen. Ist er so weit eingeschränkt, dass man von einem kranken oder behinderten Menschen sprechen kann, greift die Krankenpflege ein und gibt Hilfestellungen beim Wiedererlangen von Gesundheit und Unabhängigkeit. Aufgabe der Pflegefachkraft ist es, die Grundbedürfnisse ihrer Patienten einzuschätzen und entsprechend zu handeln (Marriner-Tomey 1992).

Auch das viele Jahre später von Monika Krohwinkel veröffentlichte Pflegemodell, eines der in Deutschland bekanntesten, baut hierauf auf.

Pflegemodell nach Krohwinkel

Monika **Krohwinkel** konnte als erste deutsche Pflegetheoretikerin ein pflegespezifisches Forschungsprojekt durchführen, das u. a. vom Bundesministerium für Jugend, Familie, Frauen und Gesundheit gefördert wurde. Ausgangspunkt war das Krankenpflegegesetz von 1985, das als Ausbildungsziel eine sach- und fachkundige, umfassende, geplante Pflege vorsah. Das dreijährige Forschungsprojekt sollte als Grundlage für die Ausbildung dienen und den Beitrag der Pflege zur Gesundheitsentwicklung von Apoplexiekranken ermitteln (Krohwinkel 1993). Für dieses Projekt entwickelte Monika Krohwinkel 1984 und 1989 die **Aktivitäten und existenziellen Erfahrungen des Lebens (AEDL)**.

Krohwinkel belegte mit der praxisorientierten Studie, dass theoriegeleitetes Arbeiten in der Praxis durchaus möglich sein kann, wenn die benötigten Rahmenbedingungen geschaffen werden. Dazu gehört z. B. die Entwicklung einer patientenorientierten Arbeitsorganisation, die auch andere Berufsgruppen (z. B. Physio- und Ergotherapeuten, Ärzte) betreffen kann, oder die Ausstattung einer Klinik mit zeitgemäßen Pflegehilfsmitteln (Krohwinkel 1993).

Monika Krohwinkel entwickelte ihr Modell inzwischen weiter, da nach ihren heutigen Erkenntnissen die AEDL als Grundlagenmodell für die Pflege nicht mehr ausreichend sind. Die wechselseitigen Beziehungen zwischen den zu Pflegenden, den an der Pflege beteiligten Personen und den Bezugspersonen haben eine hohe Wertigkeit. Die Pflegepersonen werden demzufolge im Pflegeprozess berücksichtigt, nur dadurch wird eine **fördernde Prozesspflege** möglich. Die **ABEDL** stehen für **A**ktivitäten, **B**eziehungen und existenzielle **E**rfahrungen des **L**ebens.

Aktivitäten, Beziehungen und existenzielle Erfahrungen des Lebens (ABEDL) nach Monika Krohwinkel:

- Lebensaktivitäten realisieren können
  - kommunizieren können
  - sich bewegen können
  - vitale Funktionen des Lebens aufrechterhalten können
  - sich pflegen können
  - sich kleiden können
  - ausscheiden können
  - essen und trinken können
  - ruhen, schlafen, entspannen können
  - sich beschäftigen, lernen, sich entwickeln zu können
  - die eigene Sexualität leben können
  - für eine sichere/fördernde Umgebung sorgen können
- soziale Kontakte, Beziehungen und Bereiche sichern und gestalten können
- mit existenziellen Erfahrungen des Lebens umgehen können.

In ihrem Rahmenmodell von 1988, das zuletzt im Jahr 2000 überarbeitet und präzisiert wurde, beschreibt Krohwinkel **Interessen, Ziele und Handlungsschwerpunkte**:

- Das **primäre pflegerische Interesse** der pflegebedürftigen Person und der persönlichen Bezugsperson richtet sich gemäß dem Rahmenmodell nach den Fähigkeiten, Problemen und Bedürfnissen bei den Aktivitäten, Beziehungen und existenziellen Erfahrungen des Lebens (ABEDL, Krohwinkel 2008).
- Das **primäre pflegerische Ziel** ist es, je nach Fähigkeiten und Ressourcen des Pflegebedürftigen das Wohlbefinden und die Unabhängigkeit in den ABEDL zu erhalten, zu erlangen oder wiederzuerlangen.
- Die **primären pflegerischen Handlungen** bestehen darin, mit den betroffenen Personen in eine fördernde Interaktion einzutreten und in deren Sinne zu agieren. Die Pflegeperson unterstützt, leitet an, beaufsichtigt, informiert, berät und begleitet. Hierzu müssen die vorhandenen Fähigkeiten einer pflegebedürftigen Person zunächst erkannt und eingeschätzt werden. Angehörige oder andere wichtige Bezugspersonen werden einbezogen und nach deren Möglichkeiten entsprechend angeleitet.

Die **Aufgabenbereiche der Pflegefachkräfte** grenzt Monika Krohwinkel in ihrem Managementmodell (1988, 1992, letzte Überarbeitung 1999) vom Verantwortungsbereich anderer Berufsgruppen ab. Sie nennt hier, wie es nach § 4 des Krankenpflegegesetzes von 1985, der bis Ende 2003 Gültigkeit hatte, vorgesehen war:

1. Direkte Pflege
2. Prozessdokumentation
3. Pflegeprozessorganisation/Koordinationsaufgaben
4. Weitere mögliche Aufgaben wie Mitarbeit bei medizinischer Diagnostik und Therapie (Behandlungspflege) oder übergeordneten Koordinationsaufgaben.

Das Pflegemodell Krohwinkels wird heute v. a. in Einrichtungen der Altenpflege eingesetzt. Es hat sich in diesem Arbeitsbereich besonders bewährt, da es den Erhalt und die Förderung der noch vorhandenen Ressourcen vorsieht und insbesondere für die „Beziehungsarbeit" mit betroffenen Bewohnern/Pflegebedürftigen eine transparente Hilfestellung bietet. Gerade in der Altenpflege bestehen oft langjährige Beziehungen zwischen den pflegebedürftigen und den pflegenden Menschen, die der Entwicklung zuträglich sein können.

Weitere Pflegemodelle

Es gibt noch weitere, hier nicht beschriebene Bedürfnismodelle, die in der Pflegepraxis genutzt werden. Hier ist v. a. das **Selbstpflegedefizitmodell** von Dorothea Orem (1971) zu nennen, das insbesondere im Klinikbereich als pflegerische Arbeitsgrundlage genutzt wird.

Neben Bedürfnismodellen existieren außerdem Modelle, die von anderen pflegetheoretischen Grundannahmen ausgehen. Hierzu gehören die **Interaktionsmodelle** (z. B. Imogene King) und **Pflegeergebnismodelle** (z. B. Callista Roy), welche sich sehr stark auf psychologische und sozialwissenschaftliche Erkenntnisse und Annahmen stützen. Diese Modelle stammen größtenteils aus den USA und konnten sich im deutschsprachigen Raum nicht durchsetzen.

Mittlerweile beschäftigten sich fast alle professionell Pflegenden mit Pflegetheorien und Prinzipien der patientenorientierten Pflege und stießen bei der Umsetzung in der Praxis an persönliche Grenzen.

Die pflegerische Tätigkeit befindet sich zurzeit in einem Spannungsfeld zwischen dem Anspruch der Kundenorientierung (Patienten und Bewohner) und der bürokratisch-ökonomischen Orientierung. Ein Großteil der beruflichen Tätigkeit besteht aus der Pflegedokumentation, die z. B. in der Altenpflege eine umfassende Pflegeplanung mit dazugehöriger Biografiearbeit und Risikoerfassung sowie eine Leistungserfassung enthält. Häufige Kontrollen der Pflegedokumentation durch Vorgesetzte oder ggf. durch den Medizinischen Dienst der Krankenkassen (MDK) auf Vollständigkeit erhöhen den Druck auf die Mitarbeiter. Für die eigentliche Pflege werden die Zeitkorridore immer enger. Bei der Bewertung der Pflegequalität steht häufig nicht die Pflege und Zuwendung, die der Patient oder Bewohner erhält, im Mittelpunkt, sondern die vorliegende Dokumentation.

Die Grundgedanken einzelner Pflegetheorien fließen jedoch teilweise oder ganz in die von Pflegekräften formulierten Pflegeleitbilder ein (➢ Kap. 1.2.5) und bilden das Fundament für die praktische Arbeit in der Pflege.

1.2.3 Internalisiertes Menschenbild

Die Lebenserfahrung einer Person beruht auf Erlebnissen und Begegnungen mit anderen Menschen. Jeder Mensch hat einen individuellen Sozialisierungsprozess durchlaufen. Er wurde von anderen Menschen mit unterschiedlichen Sicht- und Verhaltensweisen konfrontiert, die ihn geprägt haben und Teil seiner Persönlichkeit geworden sind (➢ Kap. 1.2.1). Eine besonders entscheidende und **prägende** Zeit ist dabei das Kindesalter.

! MERKE

Ein internalisiertes (verinnerlichtes) Menschenbild, das unreflektiert im Alltag benutzt wird, kann im Umgang mit anderen Menschen leicht zu Problemen führen.

Probleme bei der Beurteilung entstehen hauptsächlich dadurch, dass Toleranzschwellen recht unterschiedlich ausgebildet sein können. Leuzinger und Luterbacher sagen zu dieser Problematik: „Vorgesetzte/Mitarbeiter wissen, dass wir alle bestimmte Menschenbilder in uns herumtragen, und dass diese Bilder, gleichgültig ob sie Menschen bewusst sind oder nicht, das Verhalten gegenüber Vorgesetzten, Mitarbeitern und Kollegen entscheidend beeinflussen“ (Leuzinger/Luterbacher 2000, S. 41).

So zeigt sich oft schon sehr schnell, dass andere Personen auf andere Wertvorstellungen und Lebenserfahrungen zurückgreifen als man selbst, dass andere Glaubenssätze und Geisteshaltungen vertreten werden. Diese können sich z. B. in Form von Vorurteilen oder auch Bemerkungen über das Verhalten anderer Menschen (Kollegen, Patienten/Bewohner, Angehörige) äußern. Überall dort, wo mehrere Menschen in einem gemeinsamen Beziehungs- und Arbeitsprozess stehen, treffen verschiedene Überzeugungen und

Menschenbilder aufeinander, müssen Grenzen abgesteckt und im Laufe der Zeit angepasst werden.

So kommt es z. B. vor, dass Mitarbeiter eines Arbeitsbereichs sich spontan zum Erscheinungsbild eines neuen Kollegen äußern. Die Bedeutung von Kommentaren wie: „Wie sieht der denn aus!", wird meist nicht weiter überdacht. Solche und ähnliche Meinungsäußerungen werden gemacht, weil der „Neue" nicht in das „Bild" der Station passt. In vielen Fällen gibt es also ungeschriebene Regeln darüber, wie eine Pflegekraft im Dienst auszusehen hat. Diese Wertvorstellungen sind bei den urteilenden Personen durch eigene Erfahrungen oder die eigene Erziehung und Ausbildung entstanden.

Die Meinung über ein korrektes Erscheinen am Arbeitsplatz kann z. B. folgendermaßen lauten: gebügelte Kleidung, keine grün, blau, rot gefärbten Haare, dafür zusammengebunden, dezentes Make-up, kein Schmuck und vieles mehr. Ein Auszubildender ist unter Umständen durch andere Einflüsse geprägt und erscheint daher ohne Bedenken mit bunt gefärbten Haaren und einem Piercing am Arbeitsplatz. Dieser Mitarbeiter wird vermutlich schnell mit vorgefertigten Meinungen von Kollegen konfrontiert. Eine solche, scheinbar grundlose Ablehnung kann die Motivation stark dämpfen, wenn keine weitere Diskussion über die jeweilige Thematik stattfindet und keine fachliche Begründung dafür gegeben werden kann.

Welche Bedeutung hat ein internalisiertes Menschenbild für das Beurteilungswesen?

Jeder Mensch trägt individuell geprägte Einstellungen und Erwartungen in sich, die ihm oft nicht bewusst sind. Ein Vorgesetzter hat meist konkrete Vorstellungen darüber, wie sich ein Mitarbeiter in einer entsprechenden Position verhalten sollte. Natürlich haben Mitarbeiter ihrerseits auch Wunschvorstellungen von „idealen" Vorgesetzten. Wenn eine Pflegefachkaft von ihrer Vorgesetzten als sympathische, gepflegte und deshalb fähige Mitarbeiterin eingeschätzt wird, bekommt sie vermutlich entsprechend verantwortungsvolle Aufgaben übertragen. Wird ein anderer Mitarbeiter wegen seines Aussehens oder seines Auftretens am ersten Arbeitstag als unzuverlässig eingeschätzt, so kann es sehr lange dauern, bis diesem Kollegen die gleichen Aufgaben übertragen werden. In der Regel muss er das negative Bild, das die leitende Pflegefachkraft von ihm hat, z. B. durch besonders gute Leistungen korrigieren.

Passt die zu beurteilende Person nicht in den allgemeinen Toleranzbereich des Beurteilers, können sich Beurteilungsfehler einschleichen und verselbstständigen. Konkret kann das bedeuten, dass anderen Menschen, z. B. der Pflegedienstleitung, ein völlig falsches Bild übermittelt wird, das die berufliche Beziehung negativ beeinflusst.

! MERKE

Um angemessen beurteilen zu können, muss ein Beurteiler sein verinnerlichtes Menschenbild regelmäßig überprüfen.

Demzufolge muss immer wieder trainiert werden, andere Menschen zu beurteilen. Dazu gehört auch, unter kommunikationspsychologischen Aspekten Feedbackgespräche zu führen (➤ Kap. 5.1.1).

1.2.4 Unternehmensleitbild

Viele Unternehmen aus Wirtschaft und Industrie haben ein Unternehmensleitbild oder eine Unternehmensphilosophie, um sich nach außen und innen darzustellen. Unternehmensleitbilder zeigen häufig – im Gegensatz zu Unternehmensphilosophien – Zukunftsvisionen für den jeweiligen Betrieb auf. Mitarbeiter und Kunden sollen dadurch eine Orientierung erhalten und sich eine Vorstellung von der Arbeitsweise des Betriebs machen können: Welcher Anspruch wird an mich als Mitarbeiter dieses Unternehmens gestellt, und passe ich dort hinein? Was kann ich als Kunde von dem Unternehmen erwarten, und was möchte man mir anbieten?

Auch Einrichtungen des Gesundheitswesens haben dieses Orientierungsinstrument für sich entdeckt. In einem Leitbild spiegeln sich Unternehmensgrundsätze wider, die von einem bestimmten Menschenbild geprägt sind. Dazu gehören u. a. Kundenorientierung und Corporate Identity. Unternehmenskultur und Führungsgrundsätze des Managements spielen außerdem eine wesentliche Rolle.

Da Unternehmensleitbilder meist von Projektgruppen erstellt werden, die sich interdisziplinär zusammensetzen, kann man von einer breiten Akzeptanz im Betrieb ausgehen. Das Leitbild eines Krankenhauses z. B. zeigt allen Mitarbeitern und Kunden (Klienten, Patienten) des Betriebs sehr einfach, welche Leistungen angeboten werden, z. B. auf die Behandlung welcher Krankheitsbilder sich die Klinik spezialisiert hat. Mittlerweile bieten sogar einzelne Kliniken Garantien auf durchgeführte Gelenkersatzoperationen an, z. B. nach einer Hüftgelenksoperation (TEP). Dadurch wird deutlich, welchen Anspruch der Betrieb an das eigene Produkt und an die Arbeitsweise der Mitarbeiter stellt. Bei Kunden wird ein Vertrauensvorschuss aufgebaut. So hat mittlerweile der Begriff „Kundenorientierung" in vielen Einrichtungen des Gesundheitswesens Einzug gehalten. Eine gute Kundenbetreuung hat oberste Priorität: Die Kunden sollen mit Angebot und Leistung des Unternehmens zufrieden sein, es bei Bedarf wieder in Anspruch nehmen und weiterempfehlen.

Mitarbeiter, die sich an einem Leitbild orientieren können, werden auch entsprechende Forderungen an das Management stellen, z. B. dass bestimmte Rahmenbedingungen geschaffen werden. Ein Leitbild kann also Verbindlichkeiten herstellen. Es sagt etwas darüber aus, wie sich die Mitarbeiter eines Unternehmens selbst sehen, und wie sie von anderen gesehen werden möchten.

In Unternehmensleitbildern von Krankenhäusern, Pflegeeinrichtungen und Pflegediensten wird immer häufiger der Begriff „Kunde" anstelle von „Patient" oder „Bewohner" benutzt. „Die Kundenorientierung im TQM (Total Quality Management) geht noch einen Schritt weiter, indem auch die internen Abnehmer von Zwischenprodukten, d. h. die Mitarbeiter der jeweils nächsten Produktionsstufe, als Kunden angesehen werden" (Kaltenbach 1991, S. 153).

Man spricht hier vom internen Kunden. Ziel ist die ständige Qualitätsüberprüfung und Verbesserung des Produkts. So ist z. B. die Pflegefachkraft einer peripheren chirurgischen Station Kundin der Intensivstation, von der sie einen Patienten übernimmt. Die geleistete Pflegearbeit kann bei der Übernahme überprüft und ggf. kritisiert werden.

Die Meinungsäußerung der Kunden, also der Arbeitnehmer und der Patienten, zur erbrachten Leistung ist erwünscht und wird sogar durch die Mitarbeiter des Betriebs unterstützt. Ein geeignetes Mittel ist z. B. die Kundenbefragung.

Kundenorientierung geht immer mit einer Qualitätsdefinition und -überprüfung einher. So kann ein Krankenhausdirektorium eine für alle Mitarbeiter verbindliche Leitlinie erstellen. Diese definiert den Status des Patienten, der im Mittelpunkt aller zu erbringenden Leistungen steht. Die Leitlinie gibt Antworten darauf, wie Qualitätsmanagement im Unternehmen umgesetzt werden soll, wie über Wirtschaftlichkeit gedacht wird, kurz: Welche Ziele verfolgt das Unternehmen schwerpunktmäßig, und welche Konsequenz hat diese Zielsetzung für die Mitarbeiter? Durch klar definierte betriebliche Ziele kann die Motivation des Personals gesteigert werden, es wird eine klare Wegweisung in die Zukunft gegeben (> Kap. 1.3.3).

1.2.5 Das Pflegeleitbild im Krankenhaus

In den meisten Krankenhäusern haben die Mitarbeiter des Pflegebereichs inzwischen ein Pflegeleitbild definiert, das ihnen eine Orientierung in der täglichen Arbeit ermöglicht. Dieses Pflegeleitbild wird den Kunden (Patienten und Angehörigen) zugänglich gemacht, um ihnen zu zeigen, welche Ansprüche das Pflegepersonal verfolgt. Ein vorhandenes Leitbild spiegelt die Einstellung der Pflegekräfte zu ihrer Profession wider und dient der Entwicklung von Pflegekonzepten in einer Einrichtung. Meist legen Projektarbeitsgruppen, die ein Pflegeleitbild für ihre Pflegeeinrichtung erstellen, ihrer Arbeit das eventuell schon vorhandene Unternehmensleitbild zugrunde (> Abb. 1.2). Fast immer wird auch

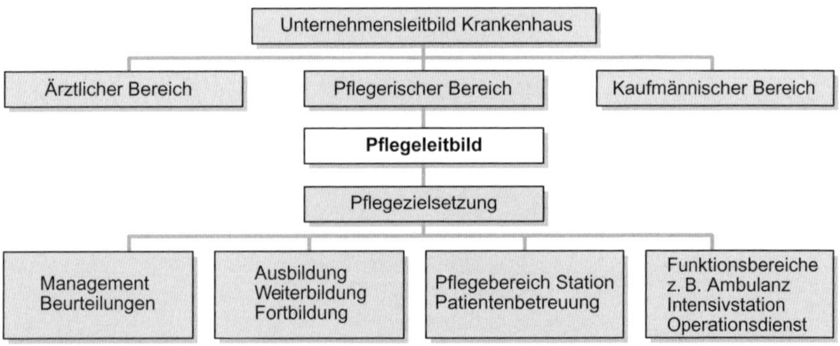

Abb. 1.2 Stellenwert des Pflegeleitbilds im Unternehmen Krankenhaus (nach Kellnhauser 1991).

eine Pflegetheorie, die einem zeitgemäßen Menschenbild entspricht, miteinbezogen. Entscheidet sich ein Krankenhaus beispielsweise für das Pflegemodell nach Krohwinkel (➢ Kap. 1.2.2), so kann diese Pflegetheorie über das Leitbild in alle Pflegebereiche einfließen. Konsequenterweise müssen dann in der Pflegedokumentation alle Probleme und Ressourcen der Patienten mithilfe der im Modell genannten ABEDL erfasst werden, um die Pflege auf das Leitbild abzustimmen. Damit das Pflegepersonal ein einheitliches Pflegeverständnis auf der Grundlage des Pflegeleitbilds gewinnt, müssen alle Mitarbeiter entsprechend geschult werden.

Abhängig vom Träger des Unternehmens können Leitbilder inhaltlich unterschiedlich gestaltet sein. So kann z. B. die christliche Orientierung eines Hauses dargestellt werden. Potenzielle Mitarbeiter können schon vor Aufnahme einer Tätigkeit die Zielsetzung der Institution ausfindig machen und sich so leichter entscheiden. Die Pflegephilosophie nimmt also Einfluss auf Patienten, Bezugspersonen, Pflegepersonal und den Gesamtbetrieb.

➢ Abb. 1.2 verdeutlicht, welche Bereiche ein Pflegeleitbild beeinflussen kann. Wie es sich inhaltlich auf Patienten, Pflegepersonal und Gesamtbetrieb auswirkt, zeigt ➢ Tab. 1.2.

! MERKE

Ein Pflegeleitbild kann nur dann zu einer Beurteilung herangezogen werden, wenn es allen Pflegekräften bekannt ist, akzeptiert wird und in der täglichen Arbeit Beachtung findet. Daher ist eine realistische Formulierung auf der Basis einer umsetzbaren Pflegetheorie unumgänglich.

Entsprechend kann ein Beurteiler die einzelnen Aspekte eines Leitbilds als Grundlage zum Erarbeiten von Beurteilungskriterien heranziehen. Allerdings muss auch ein Leitbild den zeitlichen Veränderungen angepasst werden.

Tab. 1.2 Inhaltliche Auswirkungen des Pflegeleitbilds

Patient	Pflegepersonal	Gesamtbetrieb
• Pflegeform • Pflegeprozess • Pflegestandard • Pflegequalität • Gesundheitserziehung • Sterbebegleitung • Angehörigenbetreuung	**Pflegeform** • Eigenverantwortlichkeit • Ideenverwirklichung • Motivation • Berufszufriedenheit **Arbeitsklima** • Kommunikation • Kooperation • Fluktuation **Fortbildung** • Kompetenzsteigerung • Qualitätssicherung • Leistungssteigerung • Wirtschaftlichkeit **Pflegeforschung** • Erkenntnisumsetzung • Qualitätssteigerung	• Betriebsklima • Leistung • Produktivität • Wirtschaftlichkeit • Personalbudget • Öffentlichkeitsarbeit

Beispiel für ein Pflegeleitbild eines Krankenhauses

Das folgende Beispiel des Pflegeleitbilds eines Krankenhauses zeigt exemplarisch, welche Aspekte integriert sein können. Dieses Beispiel lässt sich auch auf die Pflegeleitbilder anderer Einrichtungen des Gesundheitswesens (➤ Kap. 1.2.6) übertragen.

Menschenbild

Jeder Mensch ist ein Individuum, er stellt eine sich entwickelnde und unteilbare Ganzheit aus Körper, Seele/Geist und seinem sozialen Umfeld dar. Daraus ergeben sich allgemein gültige und individuelle Bedürfnisse. Das Verhalten des Menschen wird wesentlich bestimmt durch seine Gefühle und seinen Verstand. Jeder Mensch strebt nach Unabhängigkeit und Eigenverantwortung.

Pflegeverständnis

Auf der Grundlage dieses Menschenbildes verstehen wir Pflege an unserer Klinik als helfende, unterstützende und ganzheitliche Betreuung des Patienten. Die Pflege arbeitet **mit** dem Patienten, nicht an ihm, für ihn oder gegen ihn. So weit wie möglich beziehen wir Bezugspersonen in die Betreuung mit ein.

Umgang mit dem Patienten

Unser Ziel ist es, den Menschen, die in unsere Klinik kommen, eine an ihren Bedürfnissen orientierte, angemessene Pflege, Behandlung und Versorgung anzubieten. Die Patienten sind für uns ernst zu nehmende Partner, denen wir mit Würde und Respekt begegnen. Wir wollen ihr Wohlbefinden erhalten, fördern, wiederherstellen, ihnen Hilfestellung bei der Akzeptanz einer bleibenden Behinderung geben und ihnen ggf. ein würdiges Sterben ermöglichen. Um dieses Ziel zu erreichen, schaffen wir eine Atmosphäre des Vertrauens und der Sicherheit. Die fachlich optimale Versorgung gewährleisten wir durch ein hohes Maß an Handlungskompetenz aller Mitarbeiter, die wir durch ständige fachliche Schulungen erhalten.

Umgang mit uns selbst und unseren Kollegen

Wir verpflichten uns, sorgsam mit uns selbst umzugehen. Das Verhalten gegenüber den Kollegen soll von gegenseitiger Wertschätzung, Vertrauen, Verantwortung und Akzeptanz geprägt sein. Zu eigenverantwortlichem Handeln und kritischem Denken soll ermutigt werden. So schaffen wir ein Klima, in dem jedes Teammitglied Zufriedenheit und Erfüllung in seiner Tätigkeit finden kann.

Umgang mit anderen Berufsgruppen

Uns verbindet mit anderen Berufsgruppen das gemeinsame Ziel. Wir erkennen die Bedeutung jeder Berufsgruppe bei der Erfüllung ihrer Aufgaben an. Im Interesse einer guten Arbeitsatmosphäre und einer optimalen Patientenversorgung arbeiten wir kooperativ und partnerschaftlich miteinander.

Welche Hilfestellung gibt dieses Pflegeleitbild bei der Mitarbeiterbeurteilung?

Zwei Beispiele sollen die diesbezüglichen Möglichkeiten und Grenzen des Leitbilds aufzeigen:

- Die Umsetzung des Satzes: „Wir verpflichten uns, sorgsam mit uns selbst umzugehen“, scheint nicht ganz einfach zu sein, wenn man bedenkt, dass das Pflegepersonal vielen Stressfaktoren ausgesetzt ist. Auf einer Station, auf der hauptsächlich bettlägerige Patienten betreut werden, ist die körperliche Belastung der Pflegekräfte sehr groß. In vielen Pflegebereichen, z. B. in der Intensivpflege, ist das Personal neben der körperlichen auch einer starken psychischen Belastung ausgesetzt. Zudem hat sich die personelle Besetzung durch neue Organisationsstrukturen verändert. Im Allgemeinpflegebereich ist es keine Seltenheit, dass für ca. 30 Patienten nur ein bis zwei Pflegepersonen in einer Schicht anwesend sind. Zudem hat sich die Verweildauer der Patienten z. B. durch die Möglichkeiten der minimalinvasiven Chirurgie stark verkürzt, der Verwaltungsaufwand ist dadurch sehr umfangreich geworden. In Mitarbeiterbeurteilungen oder Arbeitszeugnissen wird eine gute körperliche und psychische Belastbarkeit lobenswert herausgestellt. Für die Beurteilung dieses Kriteriums kann das Pflegeleitbild somit nicht wörtlich als Orientierungshilfe dienen. Demzufolge ist ein Umdenken des Beurteilers erforderlich. Dieser muss, wenn er das Leitbild als Orientierung nutzt, als positiv bewerten, wenn ein Mitarbeiter darauf aufmerksam macht, dass ihn die Betreuung einer bestimmten Patientengruppe extrem belastet, und nicht so lange wartet, bis er überlastet ist und nicht mehr zum Dienst erscheinen kann. Die einzelnen Beurteilungskriterien müssen also, wenn sie vom Leitbild beeinflusst werden, entsprechend verändert bzw. angepasst werden.
- Das Leitbild kann bei der Beurteilung einer Pflegefachkraft aber auch eine direkte Hilfestellung geben. Unter dem Punkt „Umgang mit dem Patienten“ ist zu lesen, dass „die Patienten […] für uns ernst zu nehmende Partner [sind], denen wir mit Würde und Respekt begegnen“. Verhält sich die zu beurteilende Pflegekraft den Patienten gegenüber nicht entsprechend, so fällt sie aufmerksamen Kollegen schnell durch unangemessene Arbeitsformen auf (z. B. Missachtung der Intimsphäre des Patienten) oder die Art der persönlichen Ansprache eines Patienten (z. B. „Na, Opa, geht's nicht etwas schneller?“).

Haben alle Mitarbeiter vor Beginn ihrer Tätigkeit das Pflegeleitbild des Hauses zur Kenntnis genommen und akzeptiert, so kann eine zu beurteilende Person sehr konkret auf ihr Verhalten angesprochen werden. Durch ein Zwischengespräch, das sich am Leitbild und an vereinbarten Zielen orientiert, kann dieses Verhalten beizeiten korrigiert werden.

! MERKE

Unternehmensleitbild und Pflegeleitbild sind Gegenstand einer intensiven Auseinandersetzung. Allen Mitarbeitern dienen die Leitbilder als Orientierungshilfe und Handlungsmaxime.

1.2.6 Das Pflegeleitbild in anderen Einrichtungen des Gesundheitswesens

Auch ambulante Pflegedienste, Seniorenpflegeheime oder Einrichtungen, die betreutes Wohnen anbieten, haben Leitbilder entwickelt und stellen diese ihren Kunden zur Verfügung. Diese Leitbilder haben verständlicherweise eine andere Ausrichtung als Leitbilder von Krankenhäusern, da der Betreuungsauftrag ihrer Klienten oder Bewohner ein anderer ist. Die medizinische Versorgung erfolgt in diesen Einrichtungen meist durch externe Ärzte und Therapeuten. Die Leitbilder dieser Einrichtungen sind daher den sogenannten Pflegeleitbildern sehr ähnlich, da in diesen Einrichtungen die Pflege im Mittelpunkt steht.

Beispiel für ein Pflegeleitbild eines Seniorenheims

Ein Auszug aus dem Leitbild eines Feierabend- und Pflegeheims, das die christliche Orientierung der Einrichtung verdeutlicht:

Menschenbild: Die Würde des Menschen ist begründet in der Ebenbildlichkeit Gottes. Jeder Mensch ist einzigartig mit unterschiedlichen Bedürfnissen nach Zugehörigkeit, Sicherheit und Eigenständigkeit. Wir begegnen unseren Bewohnerinnen als einmalige Persönlichkeiten mit Achtung.

Pflegeauffassung: Unser Heim will bewusst ganzheitlich betreuen und pflegen. Wir legen Wert auf gutes Fachwissen, um eine gute Pflegequalität zu erreichen. In ihrer Individualität und mit ihren Bedürfnissen nehmen wir die Bewohnerinnen ernst und handeln möglichst in ihrem Interesse. Wir erhalten, unterstützen und fördern soweit als möglich die Selbstständigkeit der Bewohnerinnen.

Sterben: Wir achten den vom Schöpfer bestimmten Lebensweg des sterbenden Menschen. In Absprache mit den Bewohnerinnen, Angehörigen und Ärzten verzichten wir auf übertriebene lebensverlängernde Maßnahmen. Wir bieten fachlich kompetente Hilfe in der Palliativpflege.

Qualität: Qualität ist Ausdruck einer gelebten Haltung. Durch unsere Arbeit soll die Lebensqualität für unsere Bewohnerinnen laufend optimiert werden. Fort- und Weiterbildungen sind uns für unsere Mitarbeiterinnen wichtig.

(www.dmh-chrischona.org/fileadmin/user_upload/Alter_und_zukunft/Feierabend-u._Pflegeheim/Leitbild_St.Chrischona.pdf; 12.9.2009)

Auch dieses Leitbild kann bei der Beurteilung eines Mitarbeiters helfen und eine klare Orientierung schaffen. Die Voraussetzung hierfür ist, dass Mitarbeiter dieses Leitbild kennen und bereits im Einarbeitungsprozess regelmäßig darauf Bezug genommen wird.

1.3 Weitere Faktoren, die die Beurteilung beeinflussen

Wie in den vorangehenden Kapiteln dargelegt, können Unternehmensleitbilder, Pflegeleitbilder und das „Bild vom Menschen“, das jeder Beurteiler verinnerlicht hat, einen Beurteilungsvorgang wesentlich beeinflussen. Ebenso lässt sich die zu beurteilende Person in ihrer Einstellung zu regelmäßigen Beurteilungen von diesen Bildern leiten.

Darüber hinaus gibt es noch weitere Faktoren, die auf den Beurteilungsprozess einwirken können (➢ Abb. 1.3). Eine Beurteilung ist demnach kein isoliert stehender Vorgang, sondern abhängig von vielen Einflüssen.

1.3.1 Mitarbeitermotivation

Der Begriff Motivation wird fast immer in Verbindung mit Arbeitsverhalten gesehen, der Motivationsgrad findet auch in Beurteilungen eine entsprechende Beachtung. „Motivation“ lässt sich auf das lateinische Wort „movere“ zurückführen und bedeutet „etwas bewegen“. Das Duden-Fremdwörterbuch (2007) sagt dazu: „Motivation ist die Summe der Beweggründe, die bestimmten Verhaltensweisen oder Handlungen vorausgehen und sie leitend beeinflussen.“ Als Synonym findet auch der Begriff „Verhaltensbereitschaft“ Verwendung (http://de.wikipedia.org/wiki/Motivation; 12.9.2009).

Jeder Tätigkeit und damit jedweder Form der Berufsausübung geht somit eine Motivation voran. Sie bestimmt, wie sehr sich ein Mensch an seinem Arbeitsplatz einsetzt. Die Motivation wiederum wird durch die Bedürfnisse eines Menschen geprägt, wie Abraham H. Maslow in seinem Buch „Motivation und Persönlichkeit“ deutlich macht (➢ Abb. 1.1).

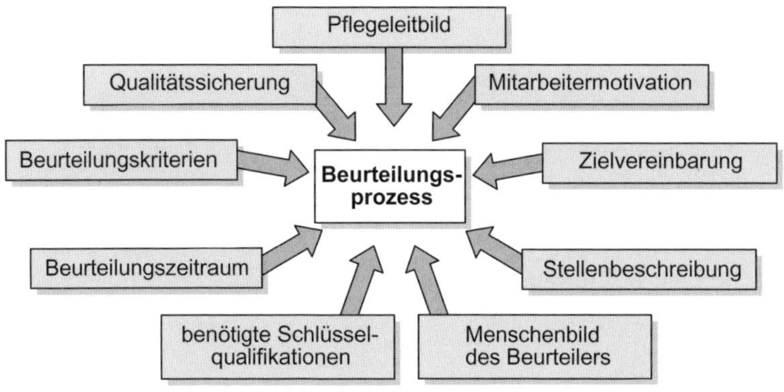

Abb. 1.3 Faktoren, die den Beurteilungsprozess beeinflussen.

1

Vorgesetzte und anleitende Personen versuchen meist, ihre Kollegen zu einer bestimmten Verhaltensweise zu motivieren, die ihren eigenen Vorstellungen und Leitlinien entspricht.

! MERKE

Die Motivation für ein bestimmtes Verhalten muss immer vom Mitarbeiter selbst kommen.

Im Bereich des Personalmanagements stellt die Motivation der Mitarbeiter daher einen der Hauptaspekte im Führungskonzept dar, denn ohne motivierte Arbeitnehmer lässt sich im Betrieb nur wenig „bewegen".

Transparente und nachvollziehbare Feedbackgespräche (➤ Kap. 5.1.1) sind ein geeignetes Instrument, Mitarbeiter zu motivieren. Diese erhalten eine reale Chance, ihre Defizite gezielt aufzuarbeiten.

1.3.2 Qualitätssicherung

Kunden, die von Pflegenden betreut werden, z. B. durch ambulante Pflegedienste, Krankenhäuser oder andere stationäre Pflegeeinrichtungen haben zunehmend höhere Erwartungen bezüglich einer qualitativ hochwertigen Versorgung an die Einrichtungen. Die Qualitätsmanagement-(QM-)Konzepte und gesetzlichen Rahmenbedingungen fließen in die Erarbeitung von Beurteilungskriterien oder in das Treffen von Zielvereinbarungen ein. Berücksichtigt werden müssen u. a.:

- **§ 135 a SGB V** (Sozialgesetzbuch) verpflichtet die Leistungserbringer zur Sicherung und Weiterentwicklung der Qualität der von ihnen erbrachten Leistungen. Die Leistungen müssen dem jeweiligen Stand der wissenschaftlichen Erkenntnisse entsprechen und in der fachlich gebotenen Qualität erbracht werden. Weiterhin sind die Krankenhäuser verpflichtet, sich an einrichtungsübergreifenden Maßnahmen der Qualitätssicherung zu beteiligen, die insbesondere zum Ziel haben, die Ergebnisqualität zu verbessern und einrichtungsintern ein Qualitätsmanagement einzuführen und weiterzuentwickeln.
- Die **Vereinbarung des gemeinsamen Bundesausschusses** gem. § 137 Abs. 1 SGB V in Verbindung mit § 135 a SGB V über Maßnahmen der Qualitätssicherung für nach § 108 zugelassene Krankenhäuser gilt seit April 2009. Zweck dieser Vereinbarung ist u. a. „... die Umsetzung der verpflichtenden Maßnahmen der Qualitätssicherung nach § 137 Abs. 1 Sozialgesetzbuch (SGB) V" und „... die Gewährung eines transparenten Verfahrens bei der Vorbereitung, Entwicklung, Durchführung einschließlich der Auswertung und Bewertung von Qualitätssicherungsdaten sowie der Beschlussfassung über Qualitätssicherungsmaßnahmen für die Behandlung im Krankenhaus". Nach § 108 zugelassene Krankenhäuser, die ihre Verpflichtungen zur Qualitätssicherung nicht einhalten, müssen mit Vergütungsabschlägen rechnen.
- **§ 112 SGB XI** verpflichtet zugelassene Pflegeeinrichtungen, wie ambulante Pflegedienste oder Seniorenpflegeheime, ebenfalls zur Qualitätssicherung.

- §§ **112 und 113 SGB XI** besagen, dass ambulante und stationäre Einrichtungen in der Pflege ein umfassendes Qualitätsmanagement einführen müssen. Einzelne qualitätssichernde Maßnahmen, wie die Arbeit mit Pflegestandards, reichen nicht aus, die Einrichtungen müssen Qualitätssicherung professionell umsetzen.
- § **11 des Heimgesetzes** besagt, dass ein Heim nur betrieben werden darf, wenn es ein Qualitätsmanagement betreibt (Menche 2007, S. 70). Mit erfolgter Föderalismusreform des Grundgesetzes im Jahr 2006 wurde die Verantwortung für die Landesgesetzgebung an die einzelnen Bundesländer übertragen. Einige Länder, wie Bayern und Baden-Württemberg haben bereits eigene Gesetze verabschiedet, in anderen Ländern liegen noch keine Entwürfe vor. Hat ein Bundesland noch kein landesspezifisches Heimgesetz verabschiedet, gilt so lange das alte Gesetz. Für die zivilrechtliche Seite ist der Bund zuständig, daher werden die Heimgesetze durch das **Wohn- und Betreuungsvertragsgesetz** ergänzt, hierbei geht es hauptsächlich um Verbraucherschutz bezüglich der Vertragsgestaltung (www.bmfsfj.de/bmfsfj/generator/BMFSFJ/aeltere-menschen,did=129296.html; 22.10.2009).
- **Nationale Expertenstandards:** Infolge eines Beschlusses der Gesundheitsministerkonferenz (GMK) aus dem Jahr 1999 werden unter Federführung des Deutschen Netzwerks für Qualitätsentwicklung in der Pflege nationale Expertenstandards entwickelt. Inzwischen liegen die Standards zu Dekubitusprophylaxe, Entlassungsmanagement, Sturzprophylaxe, Schmerzmanagement, Pflege von Menschen mit chronischen Wunden und Förderung der Harnkontinenz vor. Weitere Standards sind in Vorbereitung. Die Expertenstandards werden von Expertengruppen aus Pflegewissenschaft und -praxis erarbeitet, der Fachöffentlichkeit vorgestellt und auf einer Konsensuskonferenz verabschiedet. Nach Auswertung eines Probelaufs des jeweiligen Standards in der Praxis werden notwendige Veränderungen vorgenommen, bevor dieser für den Regeleinsatz freigegeben wird. Die Umsetzung der Expertenstandards ist nach § 113a SGB XI verpflichtend für alle Pflegeeinrichtungen, der Grad der Umsetzung wird durch den Medizinischen Dienst der Krankenkassen (MDK) überprüft.
- Gemäß der **Pflege-Transparenzvereinbarung** (§ 115 Abs. 1a Satz 6 SGB XI) werden ab Juli 2009 Qualitätsberichte über ambulante Pflegeeinrichtungen und stationäre Altenpflegeeinrichtungen erstellt. Eine Veröffentlichung der Prüfberichte ist vorgesehen. Verbraucher sollen so die Möglichkeit erhalten, Pflegeeinrichtungen anhand einheitlicher, verständlich formulierter Qualitätskriterien zu vergleichen. So soll die Entscheidung für ein Pflegeheim oder einen ambulanten Pflegedienst erleichtert werden.

Bewertungsgrundlagen

Grundlage dieser Bewertungen nach der Pflege-Transparenzvereinbarung bilden die Qualitätsprüfungen durch den MDK. In den Qualitätsbereichen werden z. B. im stationären Bereich folgende Kriterien mit einer Skala von 1 bis 5 benotet:

1. Pflege und medizinische Versorgung: z. B. Erfassung des individuellen Dekubitusrisikos, Durchführung notwendiger Prophylaxen, sachgerechter Umgang mit Medikamenten, Erfassung des Sturzrisikos, differenzierte Wunddokumentation bei chronischen Wunden usw.
2. Umgang mit Demenz: geeignete Angebote von Bewegung, Kommunikation, Wahrnehmung, Arbeit mit Orientierungshilfen, Einbeziehen von Angehörigen in die Pflege, Vorhandensein zielgruppengerechter Aufenthaltsflächen (auch nachts) usw.
3. Soziale Betreuung: z. B. Hilfestellungen zur Eingewöhnung in den Wohnbereich
4. Wohnen, Hauswirtschaft, Hygiene: z. B. Angebot von Diätkost, Vorliegen des Speiseplans in gut lesbarer Form, die Mitgestaltungsmöglichkeit der Wohnräume, optischer Eindruck in Bezug auf Hygiene, Geruch usw.
5. Bewohnerbefragung: z. B. Respektieren der Privatsphäre.

Parallel hierzu ist weiterhin die Überprüfung der **Struktur-, Prozess- und Ergebnisqualität** vorgesehen. Hier bezieht sich der MDK auf die Qualitätsdimensionen, die Avedis Donabedian bereits 1966 aufschlüsselte (Zollondz 2006):

- **Strukturqualität:** Rahmenbedingungen, unter denen Leistungen erbracht werden, z. B. personelle Ausstattung und Qualifikation des Personals, Ausstattung mit Pflegehilfsmitteln
- **Prozessqualität:** Abläufe einzelner Arbeitsprozesse, z. B. Umsetzung von Pflegeleitlinien
- **Ergebnisqualität:** qualitative und quantitative Ergebnisse, z. B. Grad der Kundenzufriedenheit, Anzahl der durchgeführten Operationen.

Auch diese Kriterien können dabei helfen, Beurteilungskriterien zu erstellen.

Qualitätsmanagementsysteme

Es gibt eine Vielzahl von Qualitätsmanagementkonzepten, die sich jedoch nicht alle für eine Umsetzung im Krankenhaus oder stationären und ambulanten Pflegeeinrichtungen eignen. Die hier beschriebenen Konzepte wie z. B. Total Quality Management (TQM) haben sich bereits bewährt. Sie können miteinander kombiniert werden und sich ggf. ergänzen.

Viele Betriebe haben sich vor der Umsetzung eines Qualitätsmanagementsystems zunächst für die Arbeit nach der Philosophie des Total Quality Managements (TQM) entschieden, z. B. EFQM (European Foundation for Quality Management). Die Mitarbeiterführung wird durch dieses Konzept stark geprägt und findet sich auch im Beurteilungssystem eines Unternehmens wieder (➤ Kap. 5.2.2). ➤ Abb. 1.4 fasst die begriffsprägenden Schlagworte und Inhalte des TQM zusammen.

Das TQM zielt darauf ab, einen kontinuierlichen Verbesserungsprozess in Gang zu setzen. Dies soll durch kontinuierliches und gemeinsames Lernen am Arbeitsplatz erreicht werden. Mitarbeiter eines Betriebs müssen demnach in der Lage sein oder in die Lage versetzt werden, aus eigenen und fremden Fehlern zu lernen. Man spricht auch vom „lernenden Unternehmen".

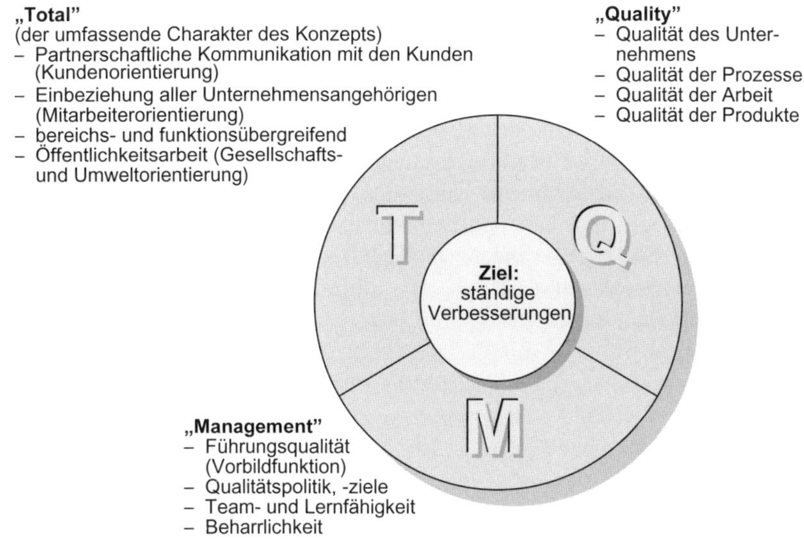

Abb. 1.4 Inhalte des Total Quality Managements (nach Kamiske/Brauer 1995).

Dieser Anspruch ist nur durch den Einsatz angemessener Hilfsmittel zu verwirklichen, zu denen auch Qualitätszirkel gehören: „Ein Qualitätszirkel ist eine kleine, institutionalisierte Gruppe von ca. fünf bis zwölf Mitarbeitern, die regelmäßig zusammentreffen, um in ihrem Arbeitsbereich auftretende Probleme freiwillig und selbständig zu bearbeiten. [...] Von Gruppenmitgliedern selbst ausgewählte, arbeitsbezogene Schwachstellen oder Probleme werden diskutiert und systematisch untersucht. Die Umsetzung von Lösungen bzw. Verbesserungsvorschlägen erfolgt nach Genehmigung des Entscheidungsträgers eigenverantwortlich durch die Gruppe, sofern sie nicht externe Unterstützung benötigt" (Kamiske/Brauer 1995, S. 183).

Wie inzwischen einige Einrichtungen im Gesundheitswesen mit interdisziplinären Qualitätszirkeln beweisen, ist es möglich, die Versorgungsqualität kontinuierlich zu verbessern.

▮▮ Beispiel: Clinical Pathways

Ein Beispiel für organisatorische Veränderungen im Krankenhausbereich ist das berufsgruppenübergreifende Erstellen von Behandlungspfaden (Clinical Pathways), die durch die Umstellung auf ein diagnoseorientiertes Abrechnungssystem (DRGs, Diagnosis Related Groups) erforderlich wurde. Durch die Bearbeitung von Schnittstellenproblematiken kann langfristig eine hohe Arbeitsqualität durch eine gute Zusammenarbeit aller beteiligten Berufsgruppen sichergestellt werden. Die Verantwortungsbereiche der einzelnen Mitarbeiter werden durch das Einbeziehen von Standards und Leitlinien klarer abgesteckt, die Leistungen sind dadurch leichter überprüfbar. ▮▮

1.3.3 Zielvereinbarungen

Neben TQM hat in den letzten Jahren das Managementkonzept „Führen mit Zielen" (Management by Objectives, MbO) an Bedeutung gewonnen.

Führen mit Zielen heißt, mit den Mitarbeitern eines Betriebs Zielvereinbarungen zu treffen. Die Ziele werden besprochen und festgelegt, für die Bearbeitung und die Wahl des Wegs zum Ziel ist der Mitarbeiter selbst verantwortlich. Der Vorgesetze hat eine kontrollierende und begleitende Funktion. Bei diesem Managementkonzept wird der Vorgesetzte zum einen entlastet, zum anderen übernehmen die Mitarbeiter eigenständige Verantwortungsbereiche, was zur Förderung der Motivation beiträgt.

Für das Beurteilungswesen stellen die Zielvereinbarungen ein wichtiges Hilfsmittel dar (➢ Kap. 5.2.1). Voraussetzungen sind, dass die Ziele realistisch gesetzt wurden und vom Mitarbeiter erreichbar sind. Von der Unternehmensleitung müssen ihm hierfür entsprechende Sachmittel und Kompetenzen eingeräumt werden. Der Mitarbeiter hat darüber hinaus die Möglichkeit, über den Grad der Zielerreichung die eigenen Handlungen zu reflektieren. Daraus resultieren persönliche Erkenntnisse und Lernerfolge. Die Mitarbeiter sollten angstfrei in die Zielvereinbarungsgespräche hineingehen; eine umfangreiche Vorbereitung mit Einbeziehung der Personalvertretung und Information der Mitarbeiter gehört zu den Pflichten des Arbeitgebers.

Zielvereinbarungen können Beurteilungsabläufe steuern und erleichtern. Bevor Zielvereinbarungen getroffen werden können, müssen alle Mitarbeiter des Betriebs mit den Inhalten des Führungskonzepts in Verbindung mit dem Unternehmensleitbild vertraut sein. Die übergreifenden Ziele der Betriebsleitung werden über die Vorgesetzten im Unternehmen bis hin zu jedem einzelnen Mitarbeiter „heruntergebrochen".

In einer Zielvereinbarung sollen die Ziele des Mitarbeiters, des Teams und des Unternehmens sowie die persönlichen Ziele der beteiligten Personen berücksichtigt werden. Die Motivation des Mitarbeiters steht bei der Umsetzung der Ziele im Mittelpunkt. Er benötigt neben finanziellen Anreizen geeignete Rahmenbedingungen, die der Vorgesetzte zum Teil beeinflussen kann. Vorgesetzte dürfen den Mitarbeiter in Zielvereinbarungsgesprächen jedoch nicht manipulieren und versuchen, ihm die eigenen Vorstellungen aufzudrängen. Eine solche Behandlung würde vom Mitarbeiter früher oder später registriert und als unfair interpretiert. Stimmen die Ziele des Mitarbeiters nicht mit den Vorstellungen des Vorgesetzten überein, so muss ein gemeinsames Ziel entwickelt und festgehalten werden. Dieses setzt auf beiden Seiten die Bereitschaft voraus, sich zu einigen und offen miteinander umzugehen.

Vorgesetzte und Mitarbeiter entwickeln und vereinbaren die Ziele gemeinsam. Die Bewältigung der Aufgaben bis hin zur Zielerreichung jedoch entwickelt der Mitarbeiter entweder selbst oder wird dabei vom Vorgesetzten unterstützt. Die Ausführung liegt beim Mitarbeiter allein. Nach einer verabredeten Zeit werden das Ziel und der eingeschlagene Weg dorthin überprüft, wobei der Mitarbeiter immer die Aufgabe hat, sich selbst zu beobachten und seine Handlungsweise zu überprüfen. Über Zielvereinbarungen kann er beweisen, dass er in der Lage ist, selbstständig Lösungsvorschläge zu entwickeln und umzusetzen.

Bei diesem Vorgehen wird deutlich, welche Kompetenzen gut entwickelt sind und wo noch Trainingsbedarf besteht. In Feedbackgesprächen (➢ Kap. 5.1.1) erhält der Mitarbeiter Rückmeldungen darüber, wie gut er die Zielvereinbarung umgesetzt hat. Die Zielabweichungen, aber auch besonders gute Ergebnisse können in Gesprächsprotokollen und Beurteilungen festgehalten werden.

1.3.4 Stellenbeschreibungen

Zur Leistungseinschätzung kann auch eine Stellenbeschreibung herangezogen werden. Diese regelt unmissverständlich die Aufgaben, Kompetenzen und Verantwortungsbereiche, die mit dieser Stelle verbunden sind und beugt Interessenskonflikten vor. Gleichzeitig definiert sie den Status eines Mitarbeiters in der Unternehmenshierarchie und legt die Dienstwege fest. Stellenbeschreibungen müssen bei der Umsetzung von Qualitätsmanagementsystemen wie z. B. der DIN-EN-ISO-Normen oder KTQ (Kooperation für Transparenz und Qualität) nachgewiesen werden. Auch der MDK fordert das Vorhandensein von Stellenbeschreibungen.

Eine Stellenbeschreibung muss in regelmäßigen Abständen aktualisiert werden. Erst dann kann sie zusammen mit einer Zielvereinbarung den Vorgesetzten bei einer Beurteilung unterstützen.

1.3.5 Beurteilungskriterien

Beurteilungskriterien können sich aus Leitbildern, Forderungen aus dem Qualitätsmanagement, Zielvereinbarungen und Stellenbeschreibungen ableiten (➢ Abb. 1.5) und müssen allen Beteiligten vor der Erstellung einer Beurteilung bekannt sein. Missverständnisse und Enttäuschungen sind anderenfalls vorprogrammiert.

Da die Aufgaben in der Kranken- und Altenpflege so vielschichtig sind wie in fast keinem anderen Beruf, ist es sehr schwierig, klare, für alle Pflegefachkräfte gültige Kriterien festzuschreiben. Die Unterschiede zwischen Krankenpflege, Kinderkrankenpflege und Altenpflege sind bei der Leistungsbeurteilung von Bedeutung, ganz abgesehen von den auf die Grundqualifikation aufbauenden Fachweiterbildungen, z. B. für die Intensivpflege.

Über die Benennung sogenannter Schlüsselqualifikationen kann das Beurteilungswesen klar strukturiert werden. Um sich zu behaupten, muss ein Mitarbeiter über Handlungskompetenz verfügen, die sich aus Fach-, Methoden-, persönlicher und Sozialkompetenz zusammensetzt (➢ Kap. 3.2). Von diesen Kompetenzen wird bei der Erstellung von Beurteilungskriterien ausgegangen. Sie beeinflussen den Beurteilungsvorgang entscheidend.

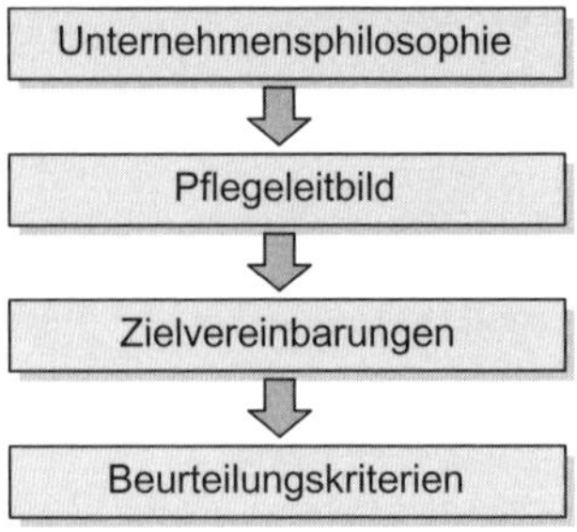

Abb. 1.5 Quellen für Beurteilungskriterien.

Demnach müssen Beurteilungskriterien

- zielabhängig sein, also kompatibel mit den übergeordneten Zielen des Unternehmens
- abgeglichen werden, d. h., der Beurteiler passt seine Ziele den Zielen der jeweiligen Einrichtung an
- allen bekannt und offen einsehbar für alle Beteiligten sein
- regelmäßig, offen und häufig kommuniziert werden
- regelmäßig auf Aktualität und Kompatibilität geprüft werden
- veränderbar sein und geänderten Zielen angepasst werden
- beobachtbar sein, also mit konkretem und beobachtbarem Verhalten in nachvollziehbarem Zusammenhang stehen
- dem jeweiligen Arbeitsbereich entsprechen.

KAPITEL

2 Sinn und Zweck eines Beurteilungssystems

Das Erstellen von regelmäßigen Beurteilungen wird von Beurteilern und Beurteilten meist als unangenehm empfunden. Durch Beurteilungen werden zunächst einmal Zeit und Energie gebunden. Die Arbeit lohnt sich jedoch, wenn dadurch zu einem späteren Zeitpunkt richtige personelle Entscheidungen getroffen oder Arbeitszeugnisse leichter geschrieben werden können.

Ein im Unternehmen fest installiertes Beurteilungswesen bietet darüber hinaus noch weitere Vorteile: Vorgesetzte und Mitarbeiter bleiben im Gespräch miteinander und lernen die Sichtweisen des jeweils anderen kennen. So ist es möglich, Kritik zu üben, Arbeitsleistung zu bewerten und Arbeitnehmer zu motivieren. Alle Mitarbeiter einer Institution können auf diese Art und Weise lernen, ihre eigenen Fähigkeiten und ihr Entwicklungspotenzial zu sehen, konstruktive Kritik zu üben, Kritik anzunehmen und angemessen damit umzugehen. Es sollte daher in jedem Betrieb zur Selbstverständlichkeit werden, die Mitarbeiterbeurteilung als Führungsinstrument zu nutzen.

2.1 Personalmanagement: Zentrale Organisation des Beurteilungssystems

Das Personalmanagement ist in den meisten großen Unternehmen des Gesundheitswesens fest in der Geschäftsführung verankert. Die Ausrichtung des Personalmanagements und die damit verbundene Wahrnehmung aller personalbezogenen Funktionen wie die Umsetzung eines Personalentwicklungsprogramms können somit für alle Leistungsbereiche gleichermaßen erfolgen.

Im Direktorium der klassischen Krankenhaushierarchie ist die Pflegedienstdirektion gleichberechtigt neben dem Verwaltungsdirektor und dem ärztlichen Direktor für die Leitung des Betriebs verantwortlich. Andere Einrichtungen des Gesundheitswesens können ähnliche Strukturen aufweisen, je nach Größe des Unternehmens. In Einrichtungen, die stationäre Pflege anbieten, ist die Heimleitung hauptverantwortlich. Teilweise handelt es sich hierbei um Unternehmensketten, die bundesweit mehrere Einrichtungen betreiben und diese nach zentralen Vorgaben verwalten. Hier ist die Geschäftsführung für die Personalentwicklung zuständig, die diese Aufgaben oftmals an Einrichtungsleitungen

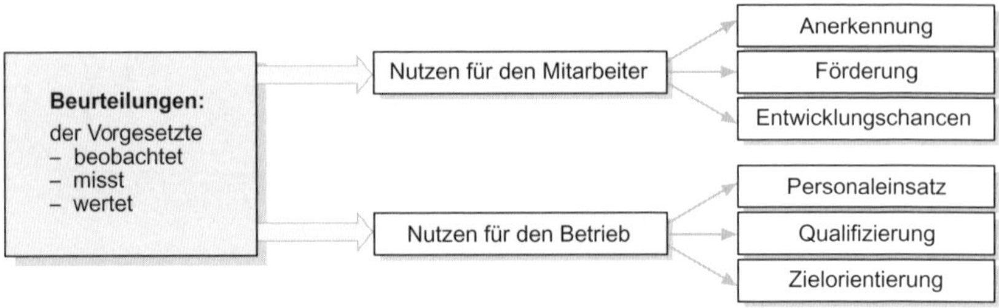

Abb. 2.1 Nutzen des Beurteilungssystems (modifiziert nach Knebel 1995).

und Pflegedienstleitungen delegiert. Es gibt aber auch kleine Einrichtungen in privater Trägerschaft, insbesondere in der ambulanten Pflege, bei denen die Inhaber der Betriebe verantwortlich für das Personalmanagement sind.

Entsprechend sollte auch das Mitarbeiterbeurteilungssystem zentral organisiert werden. Dabei sollten die Beurteilungskriterien und Beurteilungsformulierungen, die in verschiedenen Abteilungen innerhalb eines Unternehmens angewendet werden, in regelmäßigen Abständen aufeinander abgestimmt werden. Sie müssen miteinander harmonieren, damit sie im gesamten Betrieb genutzt werden können. Durch eine einheitliche Beurteilungssprache werden vorliegende Beurteilungen vergleichbar. So kann das Personalmanagement auch abteilungsübergreifend funktionieren.

Im Krankenhauswesen ist jeder Direktor, in Pflegeheimen die Heimleitung, in ambulanten Pflegediensten der Inhaber für die Personalbedarfsermittlung, Personalbeschaffung und die Personalentwicklung in seinem eigenen Verantwortungsbereich zuständig. Zur Unterstützung des Personalmanagements werden mittlerweile in vielen Krankenhäusern und größeren Einrichtungen des Gesundheitswesens Personalentwickler eingesetzt (➤ Kap. 2.3), die eng mit dem Qualitätsmanagement (➤ Kap. 1.3.2) zusammenarbeiten. Welchen Nutzen ein Beurteilungssystem für den Mitarbeiter und den Betrieb haben kann, ist in ➤ Abb. 2.1 kurz dargestellt.

2.2 Pflegedienstleitung: Nutzen eines zentral organisierten Beurteilungssystems

In den Verantwortungsbereich einer Pflegedienstleitung (PDL) bzw. der verantwortlichen Pflegefachkraft fällt neben der Personalbudgetplanung auch die Besetzung der Planstellen im Pflegebereich mit geeigneten Mitarbeitern. In der Praxis heißt das, dass Einstellungen sowie ggf. Entlassungen entschieden und veranlasst werden müssen.

Die Förderung der Mitarbeiter muss gezielt geplant und verwirklicht werden. Die Bewältigung dieser Aufgaben wird durch ein einheitliches und abteilungsübergreifend genutztes Beurteilungssystem erleichtert. Ein solches System bietet die Möglichkeit, einen Mitarbeiter seinen Neigungen und Fähigkeiten entsprechend zu versetzen, oder den für bestimmte Aufgaben geeigneten Mitarbeiter zu finden. Liegen über einen Mitarbeiter bereits mehrere Beurteilungen vor, so lassen sich aus diesen Aufzeichnungen besondere Fähigkeiten oder Defizite erkennen. Die Pflegedienstleitung kann die benötigten Informationen der Personalakte entnehmen, sodass eine Entscheidung innerhalb kürzester Zeit getroffen werden kann.

Scheidet ein Mitarbeiter aus dem Betrieb aus, muss häufig zunächst ein Zwischenzeugnis, anschließend ein Abschlusszeugnis erstellt werden. Hierbei sind die vorliegenden Beurteilungen hilfreich, da sie eine positive oder negative Entwicklung des betreffenden Mitarbeiters im Betrieb chronologisch aufzeigen.

Die Pflegedienstleitung muss, wie die anderen Direktoren des Krankenhauses oder die Einrichtungsleiter anderer Gesundheitsbetriebe auch, bei der Umsetzung personeller Entscheidungen von den Personalentwicklern unterstützt werden. Daher ist eine Auseinandersetzung mit dem Tätigkeitsprofil der Personalentwicklung an dieser Stelle unumgänglich.

2.3 Personalentwickler: Förderer des Leistungs- und Lernpotenzials

Personalentwickler haben die Aufgabe, innerhalb eines Betriebs systematische Prozesse zu installieren, die es ermöglichen, das Leistungs- und Lernpotenzial von Mitarbeitern zu erkennen und zu erhalten.

In Abstimmung mit den Unternehmensleitzielen und den individuellen Zielsetzungen, z. B. der Pflegedienstleitung, sollen die Mitarbeiter ihrer bisherigen Entwicklung gemäß gefördert werden. Um dieser Aufgabe gerecht zu werden, müssen die Personalentwickler eng mit allen Abteilungen der Einrichtung zusammenarbeiten. Sie sollten daher Konzepte verwenden, die z. B. das Führen von Beratungs- und Entwicklungsgesprächen (auch oft kurz „B- und E-Gespräche“ genannt) mit einschließen. Allen Mitarbeitern des Betriebs müssen diese Konzepte bekannt sein.

Das Arbeitsfeld der Personalentwicklung ist in den meisten Betrieben des Gesundheitswesens noch immer stark unterentwickelt, und es ist noch viel Pionierarbeit zu leisten. Ähnlich wie im Qualitätsmanagement orientierte man sich hier zunächst noch an Wirtschaft und Industrie. Im Gesundheitswesen werden Personalentwickler erst seit kurzer Zeit eingesetzt, und ihre Tätigkeit stößt nicht bei allen Berufsgruppen auf positive Resonanz.

Der Aufgabenbereich von Personalentwicklern ist vielen Mitarbeitern noch sehr unklar. Gerade bei Führungskräften ist der Begriff Personalentwicklung mit Ängsten belegt. Denn meist übernimmt hier eine Person, die nicht dem Berufsstand der Pflege angehört, einen Aufgabenbereich, der bisher allein von Führungskräften aus der eigenen Berufsgruppe wahrgenommen und verantwortet wurde.

Der Nutzen einer konsequenten Personalentwicklung liegt jedoch auf der Hand. Sie ermöglicht es, die Mitarbeiter eines Unternehmens ihren Fähigkeiten entsprechend zu fördern und einzusetzen. Darüber hinaus beraten und unterstützen Personalentwickler die Mitarbeiter bei der Karriereplanung. Führungskräfte können mithilfe der Personalentwickler vakante Stellen mit geeigneten, dem Unternehmen bereits vertrauten Personen besetzen. Den Personalentwicklern stehen hierzu verschiedene Instrumente zur Verfügung (➤ Abb. 2.2), die sich in drei große Gruppen unterteilen lassen.

2.3.1 Analytische Instrumente

Analytische Instrumente werden im Personalmanagement benötigt, um eine dem Betrieb angemessene Personalplanung betreiben zu können. Die Personalentwickler analysieren die Charakteristika der verfügbaren Arbeitsplätze sowie die Fähigkeiten der Mitarbeiter. Sie stellen fest, welche Mitarbeiter mit welcher Qualifikation an welchem Arbeitsplatz tätig sind, und ob Umbesetzungen ratsam sind.

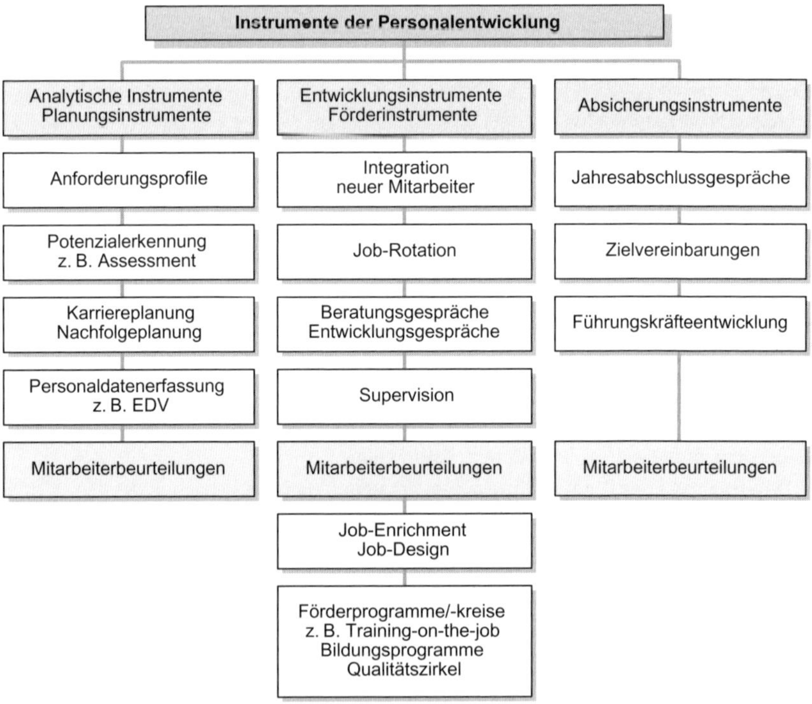

Abb. 2.2 Instrumente der Personalentwicklung.

Anforderungsprofile

Für bestimmte Arbeitsplätze müssen Anforderungsprofile (➤ Kap. 4.1.2) erstellt werden, die die Auswahl geeigneter Mitarbeiter vereinfachen. Aus diesem Grunde müssen die Arbeitsplätze eines Betriebs analysiert und so konkret wie möglich beschrieben werden. Diese Arbeitsplatzbeschreibungen können auch in Stellenbeschreibungen einfließen.

Assessment-Center

Die Potenziale der Mitarbeiter können z. B. mithilfe eines Assessment-Centers (AC) festgestellt werden (➤ Kap. 4.1.1). Ein AC wird inzwischen relativ häufig durchgeführt, z. B. um bei Neueinstellungen aus einer größeren Bewerberanzahl den richtigen Kandidaten für eine neu zu besetzende Stelle zu finden. Dazu werden die Teilnehmer einen oder mehrere Tage dabei beobachtet, wie sie Aufgaben, die ihnen speziell in der Gruppe gestellt werden, lösen. Die Beobachter des AC sind für den Ablauf der Veranstaltung, die Betreuung und Beobachtung der Teilnehmer und die Entscheidungsfindung verantwortlich. Innerhalb eines Unternehmens können die Beobachter aus einem multidisziplinären Team eigener Mitarbeiter bestehen, z. B. einem Personalentwickler, einer Pflegedienstleitung, einem Mitglied des Personalrats und anderen Entscheidungsträgern.

Individuelle Karriereplanung

Mit den Teilnehmern des AC kann nach der Potenzialerkennung eine individuelle Karriereplanung erstellt werden. Leitende Positionen werden demzufolge nicht mehr mit Personen besetzt, die am längsten in einem Fachbereich tätig sind, sondern mit denjenigen, die über die entsprechenden Qualifikationen und Fähigkeiten verfügen.

Beurteilungssystem

Zur Mitarbeiterbeurteilung sollte ein zentral organisiertes Beurteilungssystem zur Anwendung kommen, nachdem alle Mitarbeiter „gleich" beurteilt werden können. So können die Ergebnisse der Analysen festgehalten und dem Kandidaten in einem Beratungs- und Entwicklungsgespräch rückgemeldet werden.

Personaldatencontrolling

Mithilfe eines gut durchdachten Personaldatencontrollings, organisiert über EDV unter Berücksichtigung des Datenschutzgesetzes, wäre im Ergebnis ein optimaler Mitarbeitereinsatz möglich. Hierbei geht es um die Verwaltung von Daten aus dem Bereich der Leistungsbeurteilung ebenso wie um die Erfassung von mitarbeiterbezogenen Informationen, z. B. Dauer der Betriebszugehörigkeit, innerbetrieblicher Werdegang, absolvierte Fortbildungen, Arbeitsausfall.

2.3.2 Entwicklungs- und Förderinstrumente

Zum Handwerkszeug der Personalentwicklung gehören Entwicklungs- und Förderinstrumente, die es den Mitarbeitern ermöglichen, ihre eigenen Fähigkeiten und Kompetenzen auszubauen. Sie bilden die Grundlage dafür, dass der Betrieb zur „lernenden Organisation" wird.

Integration neuer Mitarbeiter

Eine der wichtigsten Voraussetzungen für eine erfolgreiche Mitarbeiterförderung ist die Integration neuer Mitarbeiter in den Betrieb. Neben der Einarbeitung direkt am Arbeitsplatz, die einem genauen Plan folgt, werden, je nach Größe der Einrichtung, ein- oder mehrtägige Einführungsveranstaltungen angeboten. Die Teilnehmer erhalten Informationen über das Gesamtunternehmen und seine Zielsetzung. Zusätzlich besteht die Möglichkeit, grundlegende Lerninhalte zu vermitteln, die für den gesamten Pflegebereich wichtig sind. Hierzu gehören z. B. das Pflegeleitbild, Informationen zur pflegerischen Qualitätssicherung oder Übungen zur Bewältigung von Notfallsituationen. Die Einführungstage müssen zielgerichtet, in enger Zusammenarbeit zwischen Personalentwicklern und den Verantwortlichen der innerbetrieblichen Fortbildung konzipiert werden.

Job-Rotation

Darunter sind planmäßige Arbeitsplatzwechsel zu verstehen, die auf gleicher Organisationsebene stattfinden. Die Mitarbeiter können so ihre Kenntnisse und Fähigkeiten weiterentwickeln und sind flexibler einsetzbar. Eine Job-Rotation kann auch als Hilfsmittel zur Einarbeitung genutzt werden. Sie ermöglicht dem neuen Mitarbeiter, den Gesamtbetrieb besser kennenzulernen und Zusammenhänge zu verstehen.

Beratungs- und Entwicklungsgespräche

Diese Gesprächsangebote sollten fest im Unternehmen verankert sein und von allen Mitarbeitern als Hilfsinstrument verstanden und in regelmäßigen Abständen genutzt werden. Gleichzeitig bieten sie Mitarbeitern die Möglichkeit, dem Vorgesetzten eine Rückmeldung zu geben, mit dem Ziel, die Zusammenarbeit zu verbessern. An dieser Stelle können individuelle berufliche Wünsche eingebracht und aufeinander abgestimmt werden. Persönliche Stärken und Interessen finden Berücksichtigung, folglich steigt die Motivation. Insgesamt können die vorhandenen personellen Ressourcen erkannt und sinnvoll eingesetzt werden.

Diejenigen, die Beratungs- und Entwicklungsgespräche in ihrer Abteilung mit den Mitarbeitern führen, benötigen entsprechende Schulungs- und Trainingsprogramme. Die Organisation dieser Programme fällt in den Aufgabenbereich der Personalentwicklung, die dabei mit der innerbetrieblichen Fortbildung zusammenarbeitet.

Supervision

Durch Supervision (➤ Kap. 4.2.4) können Entwicklungsprozesse, die in einem Arbeitsbereich oder einem Team ablaufen, begleitet und unterstützt werden. Wörtlich bedeutet Supervision „von oben gesehen" (lat. supra = oben, oberhalb; videre = sehen).

In der Krankenpflege wird Supervision eher als Praxisberatung verstanden, welche durch ein Team oder eine Einzelperson wahrgenommen werden kann. Hauptziel der Beratung ist es, die Kommunikation im Team zu verbessern.

Greift die Supervision in Organisationsstrukturen eines Betriebs ein, ist eine klare Absprache zwischen der Führungsebene und den Supervisoren unabdingbar. Daher muss ein Supervisor auch über organisatorisches Fachwissen verfügen, z. B. zur Qualitätssicherung und zur Arbeit von Qualitätszirkeln. Bei Problemgesprächen kann ein Supervisor als neutrale Person vermitteln und das Gespräch zu einem Ergebnis führen.

Beurteiler, die Probleme mit dem Führen von Feedbackgesprächen oder dem Erstellen von Mitarbeiterbeurteilungen haben, können in Einzelsupervisionssitzungen bei der Erfüllung ihrer Aufgabe unterstützt werden.

Mitarbeiterbeurteilungen

Beurteilungen können als Grundlage für Beratungs- und Fördergespräche dienen, also ihrerseits Förderinstrument sein. Außerdem wird es leichter, Mitarbeiter für den Einsatz an ihrem Arbeitsplatz und die persönliche Weiterentwicklung zu motivieren, wenn man ihnen ihre Stärken, Schwächen und ihr Entwicklungspotenzial aufzeigt.

Vorgesetztenbeurteilung

Damit auch Führungskräfte die Möglichkeit haben, ihre Arbeitsweise zu reflektieren, lassen sie sich im Gegenzug von ihren Mitarbeitern beurteilen. Die Rückmeldung kann von den Mitarbeitern anonym oder direkt, z. B. in Beratungs- und Entwicklungsgesprächen, abgegeben werden.

Job-Enrichment

Dieser Begriff kann mit „Tätigkeitsbereicherung" übersetzt werden. Hierfür werden einem Mitarbeiter vermehrt Tätigkeiten auf gleicher Hierarchieebene zugewiesen, die über die „normalen" Anforderungen des Arbeitsplatzes hinausgehen. Mit Unterstützung seines Vorgesetzten qualifiziert er sich schrittweise weiter, arbeitet selbstständiger, motiviert sich neu und übernimmt mehr Verantwortung.

Job-Design

Beim Job-Design werden die Tätigkeit und das Aufgabenspektrum den Fähigkeiten des Mitarbeiters entsprechend gestaltet. Das Job-Design muss mit den Personalentwicklern, dem Vorgesetzten und dem Mitarbeiter selbst genau besprochen und in einer Zielvereinbarung abgesteckt werden.

Förderprogramme oder -kreise

Die Mitarbeiter werden entweder am Arbeitsplatz direkt geschult (Training on the Job, z. B. zur Pflegeplanung), oder sie nehmen an Schulungseinheiten teil, die gemäß Anforderungsprofil ganz konkret auf den Tätigkeitsbereich abgestimmt sind. In Förderkreisen können die Fähigkeiten einzelner Personen weiterentwickelt werden. Da in Gruppen (z. B. im Qualitätszirkel) gearbeitet wird, steht die Förderung sozialer und methodischer Kompetenzen im Vordergrund (➤ Kap. 3.3.1 und ➤ Kap. 3.3.2).

2.3.3 Absicherungsinstrumente

Durch den Einsatz von Absicherungsinstrumenten können die Führungskräfte eines Unternehmens ihren Standort bestimmen und Strategien für die Zukunft entwickeln.

Jahresabschlussgespräche

In Jahresabschlussgesprächen zieht die Personalentwicklung gemeinsam mit dem Direktorium eines Unternehmens Bilanz über die Aktivitäten im Personalmanagement und den Grad der Zielerreichung. Hilfreich sind zum Zielcontrolling laut Doppler und Lauterburg:

- Definition von Kriterien, aufgrund welcher beurteilt werden soll, ob man sich noch im Zielkorridor befindet oder nicht
- Einplanen von „Checkpoints“ in der Zeitachse für Zwischenbilanz und Standortbestimmung (Doppler/Lauterburg 1996, S. 223).

Im Jahresabschlussgespräch wird anhand der „Checkpoints“ überprüft, ob die bisher verwendeten Strategien für das Erreichen der vereinbarten Ziele sinnvoll waren. Aus den gewonnenen Erkenntnissen sollten neue Strategien für die Folgezeit entstehen.

Zielvereinbarungen

Auf der Managementebene werden neue Zielvereinbarungen getroffen und aufeinander abgestimmt, die direkte Konsequenzen für die weiteren Maßnahmen der Personalentwicklung haben.

Führungskräfteentwicklung

Ein zusätzliches Aufgabenfeld der Personalentwicklung kann die Führungskräfteentwicklung sein, die mit der Organisation von Schulungs- und Trainingsprogrammen verbunden ist. Mit dieser Maßnahme wird sichergestellt, dass bei Bedarf geeignete Mitarbeiter in der Lage sind, Managementaufgaben im Sinne der Unternehmensleitung schnell und problemlos zu übernehmen.

Mitarbeiterbeurteilungen

Mithilfe von Mitarbeiterbeurteilungen und ggf. Assessment-Centern (➤ Kap. 4.1.1) werden geeignete Mitarbeiter ausgewählt und gefördert, die das Unternehmen letztlich absichern.

2.4 Mitarbeiter und Vorgesetzte: Gestalter des Beurteilungsprozesses

Beurteilungen werden nur selten ohne konkreten Anlass (z. B. Versetzungswunsch oder Auflösung des Beschäftigungsverhältnisses) vorgenommen. Sie können jedoch auch im Berufsalltag sinnvoll eingesetzt werden.

! MERKE

Eine Beurteilung gibt den Mitarbeitern die Möglichkeit zur realistischen Selbsteinschätzung, die bei der eigenen Karriereplanung sehr hilfreich sein kann. Beurteilungen nehmen damit einen zentralen Platz im Personalmanagement ein.

Beurteilungen bilden eine Arbeitsgrundlage für das gesamte Personalmanagement eines Betriebs. ➤ Abb. 2.3 verdeutlicht, worauf Beurteilungen Einfluss nehmen können.

Mitarbeiter sollten immer die Chance haben, beim Erstellen der Beurteilung in angemessener Form beteiligt zu werden. Das setzt voraus, dass sie die angewandten Kriterien kennen und die Möglichkeit zur eigenen Meinungsäußerung haben. Dem zu Beurteilenden sollte immer bekannt sein, was mit der Beurteilung bezweckt wird, welche Personen diese ebenfalls einsehen werden und was damit anschließend passieren soll (z. B. Ablage in der Personalakte).

Will ein Arbeitnehmer das Unternehmen verlassen, so kann aufgrund der vorliegenden Beurteilungen ein Arbeitszeugnis erstellt werden, das den tatsächlichen Leistungen entspricht und nicht nur genormte, formelhafte Satzbausteine enthält.

! MERKE

Mitarbeiter und Vorgesetze sind für das Beurteilungswesen gleichermaßen verantwortlich, da sie es sind, die Beurteilungsprozesse gestalten.

Wird eine Zielvereinbarung in den Beurteilungsprozess einbezogen (➤ Kap. 1.3.3), ist die Bewertung der erbrachten Leistung für den Mitarbeiter deutlich nachvollziehbar, er selbst kann seine Stärken und Schwächen erkennen und sie über den Grad der Zielabweichung bewerten. Zielvereinbarungen sind die Ausgangsbasis im Führungskonzept „Führen mit Zielen“.

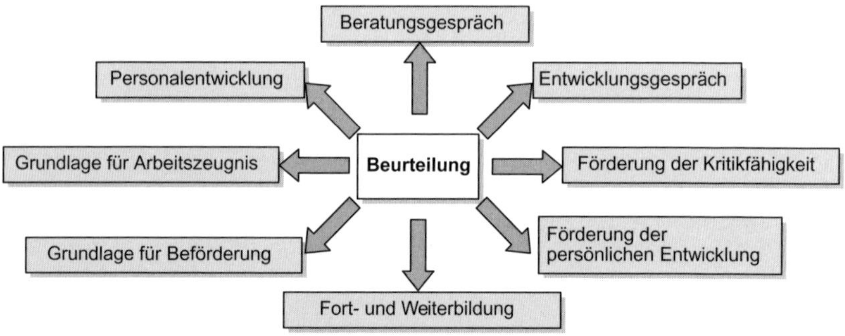

Abb. 2.3 Einflussmöglichkeiten der Beurteilung im Unternehmen.

2.5 Beurteilungsanlässe

Beurteilungen sind oft formellen Zwängen unterworfen. Vorgesetzte, die für eine große Mitarbeiterzahl verantwortlich sind, müssen relativ häufig Beurteilungen erstellen, sodass die Gefahr besteht, dass Beurteilungsverfahren routiniert „abgespult" werden. Gerade dann sollte jedoch genügend Zeit eingeplant werden, um dem Mitarbeiter eine adäquate Rückmeldung geben zu können.

Für innerbetriebliche Beurteilungsanlässe existieren in den meisten Betrieben des Gesundheitswesens vorbereitete Beurteilungsformulare, die das Abfassen einer Beurteilung vereinfachen sollen. Durch die vorgegebene Form können sie den Beurteiler aber auch stark limitieren. Es besteht daher immer die Möglichkeit, weiteren Beurteilungstext auf einem zusätzlichen Blatt hinzuzufügen. Auf dem Beurteilungsvordruck muss in diesem Fall ein Hinweis auf weitere Seiten vorhanden sein, damit nicht ein Teil der Beurteilung unbemerkt verloren geht.

➤ Abb. 2.4 zeigt, wie das Formular gestaltet sein kann. Aus dem Deckblatt sollte hervorgehen, für wen die Beurteilung erstellt wird und um welchen Anlass es sich handelt. Als sehr günstig hat sich ein Beurteilungsformular erwiesen, das aus einem Doppelbogen besteht und damit genügend Raum für eine umfassende Beurteilung bietet. Die zu beurteilende Person und der Beurteiler unterschreiben, nachdem sie die Beurteilung besprochen haben, das datierte Formular.

So kann der Vorgesetzte später nachweisen, wann der Mitarbeiter beurteilt wurde und dass er die Beurteilung zur Kenntnis genommen hat.

2.5.1 Periodische Beurteilungen

Bisher wurde der Sinn und Zweck fest installierter Beurteilungssysteme innerhalb eines Unternehmens besprochen. Ein fester Bestandteil in einem solchen System ist das Erstellen von Beurteilungen in regelmäßigen periodischen Zeitabständen. Dieses geschieht bei neuen Mitarbeitern in kürzeren, bei langjährigen Mitarbeitern in längeren Abständen, z. B. alle fünf Jahre.

Die Beurteilungsabstände müssen in einem Unternehmen zwischen der Geschäftsführung und, wenn vorhanden, der Personalentwicklung und dem Personal- oder Betriebsrat abgestimmt werden. Periodische Beurteilungen können Entwicklungen der einzelnen Mitarbeiter, z. B. eine Verbesserung der Fachkompetenz oder das Interesse an der eigenen Fort- und Weiterbildung, aufzeigen. Die Beurteilungsabstände können an Zielvereinbarungsgespräche (➤ Kap. 5.2.1) gekoppelt sein.

Beurteilungsbogen

Name:	Vorname:
Geburtsdatum:	Eintritt:
Abteilung:	Funktion:
Beurteilungsperiode	
von:	bis:
Datum der letzten Beurteilung:	

Anlass der Beurteilung

☐ Periodische Beurteilung	☐ Vorschlag zur Beförderung
☐ Ablauf der Probezeit	☐ Beendigung des Arbeitsverhältnisses
☐ Versetzung	☐ Wunsch des Mitarbeiters
☐ Vorschlag zur Fort- oder Weiterbildung	☐ Sonstiger Anlass

Beurteilungsskala	−			⇔			+	Kommentar
Fachkenntnisse:	☐	☐	☐	☐	☐	☐	☐	
Selbstständigkeit:	☐	☐	☐	☐	☐	☐	☐	
Initiative:	☐	☐	☐	☐	☐	☐	☐	
Qualitative Leistung:	☐	☐	☐	☐	☐	☐	☐	
Quantitative Leistung:	☐	☐	☐	☐	☐	☐	☐	
Teamfähigkeit:	☐	☐	☐	☐	☐	☐	☐	
Umgangsformen:	☐	☐	☐	☐	☐	☐	☐	
Einstellungen gegenüber Patienten:	☐	☐	☐	☐	☐	☐	☐	

Weitere Beurteilung:

Unterschrift Beurteiler — Datum der Beurteilung

Erstellungsdatum — zur Kenntnis genommen am/Datum

Abb. 2.4 Beispiel für ein Beurteilungsformular.

2.5.2 Probezeit

Laut § 2 Abs. 2 TVöD (Tarifvertrag für den öffentlichen Dienst) gelten die ersten sechs Monate einer Beschäftigung als Probezeit, es sei denn, der gegenseitig abgeschlossene Arbeitsvertrag enthält eine gesonderte Nebenabrede. In der Probezeit haben Arbeitgeber und Arbeitnehmer die Möglichkeit, sich innerhalb eines Zeitraums von zwei Wochen formlos voneinander zu trennen, ohne eine genaue Erklärung abgeben zu müssen.

Natürlich hat der Arbeitgeber Interesse daran, herauszufinden, ob der neue Mitarbeiter zum Unternehmen oder in ein Team passt. Auf der einen Seite steht also ein Arbeitsplatz, der an den Mitarbeiter bestimmte Anforderungen stellt. Auf der anderen Seite beginnt ein „Neuer“ an einem für ihn fremden Arbeitsplatz mit persönlichen Erwartungen. Diese Erwartungen sollten gleich zu Beginn des Arbeitsverhältnisses benannt werden, um Missverständnisse von vornherein auszuschließen.

! MERKE

Im Interesse des Mitarbeiters sollte die Probezeitbeurteilung mindestens vier bis sechs Wochen vor Ablauf der Probezeit stattfinden. So hat der Mitarbeiter ggf. die Chance, einen neuen Arbeitsplatz zu finden.

Nach Abzug dieser Frist verbleiben lediglich noch vier bis fünf Monate, in der die Einarbeitung und die Integration des neuen Mitarbeiters ins Team beurteilt werden können. Regelmäßige Feedbackgespräche, in denen Zielvereinbarungen getroffen werden, sollten in dieser Zeit eine Selbstverständlichkeit sein. Zu bedenken ist: Für neue Mitarbeiter mit befristeten Arbeitsverträgen verkürzt sich die Probezeit!

Ein Ziel für ein neues Teammitglied einer Station kann z. B. sein, nach einem Arbeitszeitraum von drei Monaten einen Pflegebereich mit insgesamt acht Patienten/Bewohnern selbstständig und umfassend zu betreuen. Kennen alle Personen, die am Einarbeitungsprozess beteiligt sind, diese Zielvereinbarung, so kann der neue Mitarbeiter bei der Erreichung dieses Ziels in angemessener Form unterstützt werden. In geplanten Zwischengesprächen können der „Neue“, die leitende Pflegefachkraft und alle Kollegen, die direkt mit ihm zusammengearbeitet haben, bestehende Probleme erörtern. Der in der Probezeit stehende Mitarbeiter kann seine Wünsche und Erwartungen an das Team formulieren und umgekehrt. Über diesen Weg werden eine gezielte Einarbeitung und eine weitgehend objektive Beurteilung möglich.

In der abschließenden Probezeitbeurteilung muss die leitende Pflegefachkraft ihre Meinung zum neuen Teammitglied äußern: Sie entscheidet mit ihrem Ja oder Nein letztlich über den weiteren beruflichen Weg des Mitarbeiters. Idealerweise sollte das Stationsteam in die Entscheidungsfindung miteinbezogen werden.

Wird der Arbeitnehmer nach Ablauf der Probezeit übernommen, hat er Anspruch auf ein Zwischenzeugnis. Dieser Anspruch kann beim Arbeitgeber geltend gemacht werden.

2.5.3 Versetzung

Werden in einzelnen Abteilungen des Unternehmens, z. B. durch Umstrukturierungen, Arbeitsplätze geschaffen oder verschoben, so kommt es zu Personalversetzungen. Möglich ist auch, dass ein Mitarbeiter aus eigenem Antrieb einen anderen Arbeitsbereich kennenlernen möchte. Ein Arbeitsplatzwechsel ist meist mit einer Einarbeitungsphase und einem neuen direkten Vorgesetzten verbunden.

Damit die Leistung des Mitarbeiters chronologisch aufgezeichnet werden kann, sollte zum Zeitpunkt des Wechsels eine betriebsinterne Beurteilung erstellt werden. Dies dient nicht nur dem Arbeitgeber, sondern in erster Linie dem Schutz des Arbeitnehmers. Sollte dieser sich in seinem neuen Tätigkeitsfeld unwohl fühlen oder nicht zurechtkommen, so wird eine bisher gute Gesamtleistung nicht durch diesen „Misserfolg" verfälscht.

2.5.4 Vorschlag zur Fort- oder Weiterbildung

Dem Pflegefachpersonal werden durch verschiedene Institutionen Fort- und Weiterbildungsmöglichkeiten angeboten. Finden diese Veranstaltungen außerhalb des eigenen Betriebs statt, so fallen Lehrgangskosten für die Dauer der Fort- oder Weiterbildung an. Diese sind in den meisten Fällen so hoch, dass Pflegefachkräfte auf die Unterstützung des Arbeitgebers angewiesen sind, insbesondere dann, wenn für die Dauer der Fort- und Weiterbildung mit Gehaltseinbußen zu rechnen ist.

Finanziert der Arbeitgeber den Lehrgang, so regelt der geltende Tarifvertrag die anschließende Verpflichtungszeit des Mitarbeiters an das Unternehmen. Der Arbeitnehmer kann nach Abschluss der Weiterbildung ggf. für bis zu drei Jahre an das Unternehmen gebunden werden. Möchte der Mitarbeiter den Arbeitgeber vor Ablauf der genannten Frist wechseln, so muss er einen Teil der Kosten zurückerstatten.

Der Pflegedienstdirektion bzw. der Geschäftsführung der Pflegeeinrichtung steht für Fort- und Weiterbildungsmaßnahmen nur ein begrenztes Budget zur Verfügung. Es ist daher notwendig, die geeigneten Mitarbeiter auszuwählen, die neben der nötigen Motivation auch bestimmte Fähigkeiten mitbringen. Beispielsweise ist nicht jeder Pflegefachkraft, die einen Lehrgang zur Stations- oder Wohnbereichsleitung oder zum Praxisanleiter absolvieren möchte, auch für die angestrebte Tätigkeit geeignet. In Zusammenarbeit mit der Personalentwicklung sollten geeignete Mitarbeiter gefördert werden. Vorliegende Beurteilungen können in diesem Fall die Auswahl erleichtern.

In der Regel erstellt der Vorgesetzte eine Beurteilung, aus der hervorgeht, aus welchem Grund er den betreffenden Mitarbeiter für die Fort- oder Weiterbildung vorschlägt. Von einer sorgfältig getroffenen Auswahl profitiert am Ende der Arbeitgeber, wenn der Mitarbeiter nach der Maßnahme auch eine entsprechende Position, z. B. als Stationsleitung oder leitende Pflegefachkraft, einnehmen kann.

2.5.5 Vorschlag zur Beförderung

Durch eine Beförderung rückt eine Person innerhalb eines Unternehmens in eine berufliche Position auf, die mit einer höheren Vergütung und der Übernahme eines größeren Verantwortungsbereiches verbunden ist. Im Pflegebereich sind Beförderungen schwerpunktmäßig auf den Ebenen von Wohnbereichs- oder Stationsleitung, Funktionsbereichs- oder Abteilungsleitung angesiedelt. In größeren ambulanten Pflegediensten kann ggf. die Position der Einsatzleitung angestrebt werden. Wenn eine der genannten Funktionen mit einem Mitarbeiter aus dem eigenen Unternehmen besetzt werden soll, kann die Pflegedienstdirektion bzw. die Heimleitung oder der Inhaber des Pflegedienstes die Beurteilungen der infrage kommenden Mitarbeiter vergleichen und eine Vorauswahl treffen. Aus den Beurteilungsunterlagen muss daher ersichtlich werden, ob die betreffende Person über soziale (➢ Kap. 3.3.1) und methodische Kompetenzen verfügt (➢ Kap. 3.3.2). Damit werden an den Beurteiler sehr hohe Anforderungen gestellt, denn diese Fähigkeiten sind nur schwer zu beurteilen.

Dagegen lässt sich die Erfüllung formaler Anforderungen, z. B. der Nachweis eines absolvierten Stationsleitungslehrgangs oder der Weiterbildung zur leitenden Pflegefachkraft, anhand der Urkunde in der Personalakte leicht überprüfen. Eventuell sind mit der Entscheidung für einen Mitarbeiter auch die Freistellung vom Dienst und die Finanzierung einer entsprechenden Weiterbildung verbunden.

2.5.6 Beendigung des Arbeitsverhältnisses

Bei der Beendigung des Arbeitsverhältnisses hat jeder Arbeitnehmer Anspruch auf ein Abschlusszeugnis (➢ Kap. 6.2.3).

Um ein objektives Arbeitszeugnis formulieren zu können, benötigt die Pflegedienstdirektion, Heimleitung oder Geschäftsführung Informationen, die aus Gesprächen mit dem direkten Vorgesetzten des Mitarbeiters und aus vorliegenden Beurteilungen hervorgehen. Die Beurteilung erstellt der direkte Vorgesetzte, sie muss vom Mitarbeiter zur Kenntnis genommen werden.

2.5.7 Wunsch des Mitarbeiters

Auf Wunsch eines Mitarbeiters muss eine Beurteilung auch außerhalb der genannten Anlässe erstellt werden. Es kann z. B. sein, dass eine Pflegefachkraft, die seit drei Jahren auf einer Station arbeitet, den Wunsch hat, sich beruflich weiterzuentwickeln. Sie kann ihre eigenen Leistungen nur subjektiv beurteilen und möchte daher eine Leistungseinschätzung durch die Stationsleitung erfahren. Diesem Wunsch muss die Stationsleitung nachkommen, um der Kollegin eine Hilfestellung zur weiteren Karriereplanung zu geben (➢ Kap. 2.6).

2.5.8 Disziplinarische Maßnahme

Beurteilungen können auch aus disziplinarischen Gründen verfasst werden. Anlass hierfür kann die Unzufriedenheit der leitenden Pflegefachkraft mit den Leistungen einer Pflegefachkraft sein. Letztere erhält über die Beurteilung und das Beurteilungsgespräch in einem offiziellen Rahmen Rückmeldung zu ihrer Arbeitsleistung. In diesem Gespräch kann sich die Pflegefachkraft selbst überprüfen oder den Grund für ihren Leistungsabfall benennen. Darüber hinaus können Kollegen um Hilfestellung gebeten werden. Der Mitarbeiter muss die Beurteilung zur Kenntnis nehmen und unterschreiben, bevor diese in der Personalakte abgelegt wird.

! MERKE
Wird eine Beurteilung als disziplinarische Maßnahme eingesetzt, muss sie mit einer Zielvereinbarung enden. Gleichzeitig besteht die Forderung, innerhalb eines durch den Vorgesetzten (ggf. in Absprache mit der Mitarbeitervertretung) fest definierten Zeitraums einen Termin zur Zielüberprüfung festzulegen.

2.6 Rechtliche Aspekte der Mitarbeiterbeurteilung

Bei der Installation eines Beurteilungssystems in einem Unternehmen sind auch rechtliche Aspekte zu beachten.

2.6.1 Formularwesen

Für das Formularwesen ist die Beteiligung der Arbeitnehmervertretung durch § 94 des Betriebsverfassungsgesetzes geregelt:

„(1) Personalfragebogen bedürfen der Zustimmung des Betriebsrates. Kommt eine Einigung über ihren Inhalt nicht zustande, so entscheidet die Einigungsstelle […].

(2) Absatz 1 gilt entsprechend für persönliche Angaben in schriftlichen Arbeitsverträgen, die allgemein für den Betrieb verwendet werden sollen, sowie die Aufstellung allgemeiner Beurteilungsgrundsätze."

Der Personal-/Betriebsrat muss folglich in Entscheidungen des Direktoriums und der Personalentwicklung zum Beurteilungssystem miteinbezogen werden. Einzelne Formulare, die verwendet werden sollen, werden durch den Betriebsrat zum Schutz der Arbeitnehmer überprüft und bedürfen seiner Zustimmung.

2.6.2 Das Recht auf Beurteilung

Laut Betriebsverfassungsgesetz (BetrVG § 82) kann ein Arbeitnehmer verlangen, „dass mit ihm die Beurteilung seiner Leistungen sowie die Möglichkeiten seiner beruflichen Entwicklung im Betrieb erörtert werden". Verlangt ein Mitarbeiter eine Beurteilung, so muss diese erstellt werden, auch wenn aus Sicht des Arbeitgebers kein Anlass besteht. Zu jedem Beurteilungsgespräch kann der Arbeitnehmer zu seiner eigenen Absicherung ein Mitglied des Betriebs- oder Personalrats hinzuziehen.

2.6.3 Aufbewahrung vorliegender Beurteilungen

Sämtliche Beurteilungen, die während der Tätigkeitsdauer eines Mitarbeiters verfasst werden, müssen in der Personalakte hinterlegt werden. Da keine doppelte Aktenführung bestehen darf, werden Personalakten in den meisten Einrichtungen zentral in der Personalabteilung verwahrt (Pflicht des Arbeitgebers zur sorgfältigen Verwahrung).

Jeder Arbeitnehmer kann seine Personalakte laut BetrVG § 82 während der Dauer des Arbeitsverhältnisses ohne die Angabe von Gründen einsehen; nach Beendigung des Arbeitsverhältnisses muss die Einsichtnahme begründet werden. Er kann ein Betriebsratsmitglied hinzuziehen oder eine andere Person schriftlich mit der Einsichtnahme beauftragen. Der Arbeitnehmer kann außerdem seiner Personalakte eigene Erklärungen hinzufügen (BetrVG § 83). Wenn ein Mitarbeiter mit seiner Beurteilung nicht einverstanden ist, kann er dem Beurteilungsformular gleich nach Kenntnisnahme auf einem zusätzlichen Blatt einen Kommentar hinzufügen.

Weiterhin schließt das Recht auf Akteneinsicht den Anspruch auf die Fertigung von Abschriften aus der Akte durch den Arbeitnehmer ein. Hierzu wird bei Streitigkeiten zwischen Arbeitgeber und Arbeitnehmer empfohlen, einen Zeugen hinzuzuziehen, da sonst der Wortlaut im Nachhinein verändert werden könnte. Wird die Personalakte über die EDV verwaltet, so muss der Arbeitnehmer in die Lage versetzt werden, die gesamte Akte einzusehen. Anderenfalls muss für ihn ein Ausdruck einzelner Dateien angefertigt werden. Es ist dem Arbeitgeber nicht gestattet, Unterlagen vor der Einsichtnahme zu entfernen und später wieder hinzuzufügen. Achtung: Es können zur Thematik „Personalakte" Betriebsvereinbarungen existieren, die entsprechend zu beachten sind.

KAPITEL

3 Beurteilen – aber wie?

„Es stellt sich in Bezug auf die Mitarbeiterbeurteilung eigentlich nicht die Frage, ob Mitarbeiter beurteilt werden sollen oder nicht. Die Frage lautet vielmehr: Wie kann die Beurteilung möglichst gerecht und zuverlässig gestaltet werden" (Leuzinger/Luterbacher 2000, S. 400).

Diese Fragestellung gewinnt an Bedeutung, wenn man bedenkt, dass innerbetriebliche Personalentscheidungen meist auf Mitarbeiterbeurteilungen beruhen. Personalentscheidungen beeinflussen den weiteren beruflichen Werdegang des Mitarbeiters und seine Motivation, sich für den Betrieb mit seiner Arbeitskraft ganz einzusetzen.

Die Mitarbeiter erwarten daher von den Vorgesetzten, dass gerechte Entscheidungen auf einer objektiven und für alle Mitarbeiter gleichen Basis getroffen werden. Um diesen Anforderungen gerecht werden zu können, muss die Vorgehensweise beim Erstellen von Beurteilungen innerhalb des Betriebs klar geregelt sein. Beurteilungen müssen nachvollziehbar gestaltet werden. Innerhalb der Maßnahmen zur Qualitätssicherung ist es ratsam, den systematisch gestalteten Verfahrensablauf im Qualitätshandbuch zu hinterlegen. Damit ist gewährleistet, dass alle Vorgesetzten einheitliche Abläufe berücksichtigen.

Gerechtigkeit und Objektivität sind Anforderungen, die für Beurteiler oft schwer erreichbar und deshalb demotivierend sind. Der Schwerpunkt von Beurteilungen liegt aber nicht so sehr auf der Objektivität, sondern eher auf dem zielorientierten, sorgfältigen und transparenten Beurteilen. Dabei dient ein konkretisiertes Ziel als Grundlage der Beurteilungsskala, und der Weg der Beurteilungsentstehung ist für alle Beteiligten durchsichtig.

Für die Beurteilungspraxis empfiehlt sich also folgende innere Einstellung: Auf Sorgfalt hat jeder Beurteilte einen Anspruch. Sorgfalt ergibt sich aus der Sorge für den Mitarbeiter. Erkennungsmerkmale der Sorgfalt sind Bewusstsein für Prozesse der Wahrnehmungsverarbeitung, Achtsamkeit, Systematik und Transparenz.

3.1 Leistungsbeurteilung und Persönlichkeitsbeurteilung

In der Pflege ist die Einschätzung und Beurteilung der Leistungsfähigkeit erfahrungsgemäß nicht die Hauptschwierigkeit. Neben den Pflegeleitlinien können zur Beurteilung von pflegerischem Wissen auch andere Kriterien herangezogen werden, z. B. die Bewertungskriterien des MDK (➤ Kap. 1.3.2). Dies macht die Konzentration auf die **Leistungsbeurteilung** verständlich, da sich Leistung einfacher messen und beurteilen lässt als das Verhalten des Mitarbeiters.

Die Persönlichkeit einer Pflegefachkraft ist ebenso elementar wie ihre Leistungsfähigkeit, da sich die Persönlichkeit der Pflegekräfte qualitativ auf den Patienten- bzw. Bewohnerkontakt auswirkt. Biografiearbeit als Grundlage einer individuellen Pflegeplanung z. B. ist nur möglich, wenn ein Vertrauensverhältnis zum Pflegeteam besteht und der Bewohner bereit ist, persönliche Informationen preiszugeben. Auch innerhalb eines Teams spielt die Persönlichkeit der einzelnen Teammitglieder eine entscheidende Rolle, die Zusammensetzung eines Teams ist entscheidend für die Ergebnisqualität, die der jeweilige Kunde erfährt.

Eine **Persönlichkeitsbeurteilung** ist sehr viel schwieriger als die Leistungsbeurteilung. Oft sprechen wir über Persönlichkeiten, als wären es Strickmuster, für die es jeweils eine entsprechende Gebrauchsanweisung geben muss, damit alles richtig funktioniert. Die deutsche Sprache kennt sogar die Redewendung: „Wie einer gestrickt ist." Diese meint, dass das Verhalten eines Menschen im Zusammenklang mit anderen gewohnheitsmäßig eine bestimmte Form, Funktion oder Ausprägung annimmt, und beschreibt so die relativ überdauernden Merkmale in der Persönlichkeit. Die Persönlichkeitspsychologie untersucht, beschreibt und operationalisiert schon seit Beginn der wissenschaftlich-psychologischen Forschung im 19. Jahrhundert diese Merkmale und liefert auch Erklärungsmodelle für deren Entwicklung. Die unterschiedlichen „Strickmuster" von Menschen drücken sich auch in ihrer Arbeitsweise aus, z. B. in persönlichen Präferenzen oder wie an tägliche Problemstellungen des Arbeitsalltags herangegangen wird.

! MERKE

Eine reine Leistungsbeurteilung reicht in der Pflege nicht aus, um einem Mitarbeiter wirklich gerecht zu werden und ihn in seiner Persönlichkeit zu fördern. Deshalb sollte die Persönlichkeitsbeurteilung ein vorrangiges Ziel der Beurteilerpraxis sein.

Um in der Gesamtbeurteilung auch eine qualitative Aussage über die Persönlichkeit treffen zu treffen, können Schlüsselqualifikationen herangezogen werden (➤ Kap. 3.2). Diese helfen, Persönlichkeitsvariablen zu beurteilen und einen Mitarbeiter systematisch zu beurteilen und damit eine Aussage über die Qualität der Pflegekräfte zu machen.

! MERKE

Die Persönlichkeits- und Leistungsbeurteilung erfolgt letztlich mit unterschiedlichen Instrumenten:
- Die persönliche Befähigung wird über Schlüsselqualifikationen erfasst.
- Die Sach- oder Leistungsbeurteilung, die besagt, wie Pflegekräfte ihre latent vorhandene Kompetenz in tatsächliche Kompetenz (Leistung) umsetzen, geschieht durch das Feststellen und Messen der Zielabweichung.

3.2 Beurteilen anhand von Schlüsselqualifikationen

Der Begriff der Schlüsselqualifikation (SQ) wird oft ersetzt durch „Kompetenz“, „Fertigkeit“ oder „Fähigkeit“ und in der Literatur teilweise unterschiedlich interpretiert. Ein Konsens existiert jedoch dahingehend, dass Arbeitnehmer in Zukunft vermehrt über personenbezogene Fähigkeiten verfügen müssen, um den Anforderungen in der Arbeitswelt gerecht zu werden. Dazu gehören z. B. Reflexionsfähigkeit oder Kommunikationsfähigkeit. Bereits vorhandene Potenziale können individuell gezielt genutzt und gefördert werden.

Bereits 1974 wurde der Ausdruck Schlüsselqualifikation von Dieter Mertens im Bereich der technisch/kaufmännisch orientierten Berufe verwendet. Den Wandel zu einer, an SQ orientierten Ausbildung begründete Mertens damit, dass sich die Arbeitsorganisation in den Betrieben laufend verändert und sich die Tätigkeitsprofile der Mitarbeiter an diese Veränderungen anpassen müssen (➤ Tab. 3.1).

Erworbenes Wissen unterliegt laut Mertens einer sehr geringen „Halbwertzeit“, es veraltet und muss in regelmäßigen Abständen aufgefrischt und ergänzt werden. Daher sind SQ wie Problemlösungsfähigkeit und vernetztes Denken unbedingt notwendig, um flexibel auf sich verändernde Aufgabenstellungen und Arbeitsbedingungen reagieren zu können. Nur wer gelernt hat, mit Veränderungen umzugehen, kann auch im Arbeitsleben auf Dauer bestehen.

Tab. 3.1 Beispiele für veränderte Anforderungen im Arbeitsleben

Anforderungen an die Mitarbeiter in Bezug auf	In der Vergangenheit	In der Zukunft
Kompetenz	• Erfahrung aus bekannten Arbeitsabläufen	• Fähigkeit, neue Probleme zu erkennen und zu lösen
Arbeitsorganisation	• Klar hierarchisch gegliederte Funktionen • Klar umrissene Aufgaben	• Flache Hierarchien • Verantwortung für Aufgabenbereiche
Verantwortung	• Zeigt sich in Disziplin und Einsatz	• Zeigt sich in der Übernahme von Verantwortung und selbstständigem Arbeiten
Fachliche Bildung	• Zu Beginn des Berufslebens abgeschlossen	• Ständige, der Entwicklung des Arbeitsplatzes entsprechende Wissenserweiterung
Entscheidungen	• Wenig Entscheidungsfreiheit	• Eigene Entscheidungsfindung
Flexibilität	• Nicht unbedingt notwendig • Kaum wechselnde Arbeitsanforderungen • Durch Vorgesetzte klar definierte Aufgaben	• Kundenorientierte und bedarfsgerechte Ausrichtung des Arbeitsplatzes, dadurch ständige Veränderungen der Anforderungen

3

Nach Barbara Meifort bezeichnen SQ Fähigkeiten, die Auszubildende und Beschäftigte in die Lage versetzen, die Anforderungen im Berufsleben zu bewältigen und Inhalte und Formen der Arbeit mitzugestalten und zu verändern (Meifort 1991).

SQ sind demnach fächerübergreifende Kompetenzen, die individuell an die Personen gebunden sind. Sie entwickeln sich aus dem Zusammenspiel sozialer, methodischer sowie fachbezogener Fertigkeiten und Fähigkeiten. Dabei nehmen gesellschaftliche Veränderungen und die Einstellungen einzelner Menschen Einfluss auf die geforderten SQ (➢ Kap. 1.2). In die von Mitarbeitern des Gesundheitswesens benötigten SQ fließen Inhalte aus berufsspezifischer und allgemeiner Bildung ein.

Was beinhalten die verschiedenen Kompetenzen?

Die verschiedenen Kompetenzen können wie folgt unterschieden werden (➢ Tab. 3.2):

- Unter **sozialer Kompetenz** wird beispielsweise Kommunikationsfähigkeit, Kooperationsfähigkeit, Teamfähigkeit und Konfliktfähigkeit sowie Beratungs- und Anleitungskompetenz verstanden.
- Die **Selbstkompetenz**, auch **persönliche Kompetenz** genannt, beinhaltet die Fähigkeit zur Selbstreflexion, die Fähigkeit eigene Grenzen zu erkennen und Überlastungen zu formulieren, sowie die Fähigkeit, persönliche Werte zu vertreten.
- Mit **methodischer Kompetenz** ist unter anderem die Denk- und Urteilsfähigkeit, die Fähigkeit zum Erkennen von Zusammenhängen, die Fähigkeit zum systematischen und vernetzten Denken, die Entscheidungsfähigkeit, Problemlösungsfähigkeit und Flexibilität gemeint.
- **Fachkompetenz** beschreibt das entsprechende Fachwissen, das für einen Arbeitsplatz gebraucht wird. Im Zuge der Spezialisierung ist jede Pflegefachkraft gefordert, sich die jeweilige Fachkompetenz anzueignen, sollte jedoch immer auf ein allgemeines Pflegegrundwissen zurückgreifen können.
- **Handlungskompetenz** entsteht durch das Vorhandensein von sozialer, persönlicher, methodischer und fachlicher Kompetenz (➢ Abb. 3.1).

! MERKE

Beurteilt wird immer die Handlungskompetenz, über die ein Mitarbeiter verfügt, um die ihm übertragenen Aufgaben zu erfüllen.

Eine Ausbildung, die sich an der Förderung von SQ orientiert, trägt zur Persönlichkeitsentwicklung der Auszubildenden mit bei. Diese verfügen am Ende ihrer Ausbildungszeit über eine erweiterte berufliche Handlungskompetenz (➢ Abb. 3.1), die sie befähigt, in präventiven, kurativen und rehabilitativen Pflegebereichen erfolgreich zu arbeiten. Je nach Tätigkeitsbereich oder Arbeitsposition im Krankenhaus, Pflegeheim oder ambulanten Pflegedienst werden verschiedene SQ benötigt.

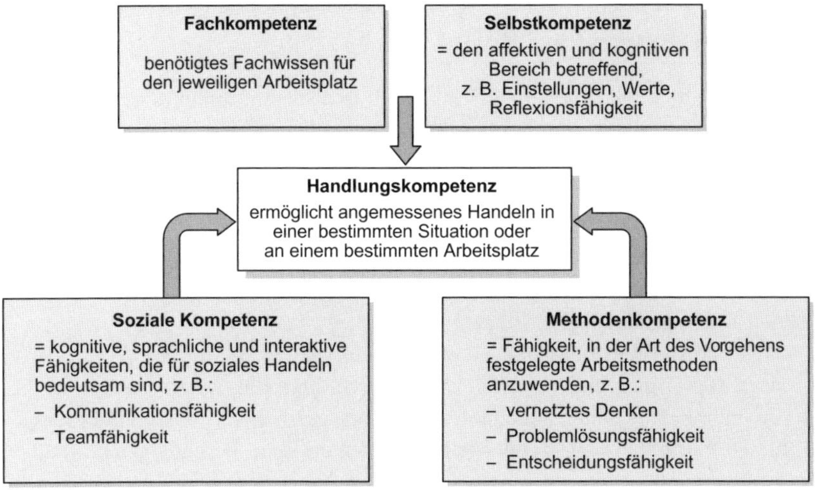

Abb. 3.1 Handlungskompetenz: Summe der Schlüsselqualifikationen.

Nutzt und fördert der Arbeitgeber die SQ seiner Mitarbeiter zielgerichtet, so kann er die persönlichen Fähigkeiten (human resources) optimal in den zu erbringenden Arbeitsprozess ohne große Reibungsverluste integrieren. Kritiker des Konzepts der SQ weisen jedoch darauf hin, dass dies zu einer Ausbeutung des Arbeitnehmers führen kann. Der Vorgesetzte kann so z. B. erwarten, dass der Mitarbeiter **alle** von ihm erkannten Qualifikationen und Potenziale in den Betriebsablauf einbringt (Leuzinger/Luterbacher 2000). Es muss also klar sein, was ein Vorgesetzter von seinem Mitarbeiter erwartet, wenn er z. B. Flexibilität fordert. Während der Arbeitgeber darunter möglicherweise die Bereitschaft des Mitarbeiters versteht, jederzeit Überstunden zu leisten, könnte der Arbeitnehmer darunter die Kompetenz verstehen, sich schnell auf neue Situationen am Arbeitsplatz einzustellen. In diesem Fall sind Konflikte vorprogrammiert.

Werden einem Mitarbeiter neue Aufgaben übertragen, oder soll dieser beurteilt werden, stellt sich die Frage, wie der Arbeitgeber die SQ interpretiert. Im Sinne der Arbeitnehmer sollten die Arbeitsbedingungen und Anforderungen an den Stelleninhaber vor Übernahme eines bestimmten Tätigkeitsbereichs im Unternehmen klar abgesteckt sein.

In Ausbildungsbetrieben der Industrie wird seit vielen Jahrzehnten durch die Einbeziehung von SQ mit guten Ergebnissen gearbeitet. Auch im Pflegebereich werden SQ als Hilfsmittel für eine sinnvolle und zielgerichtete Gestaltung der Aus- und Weiterbildung genutzt.

Im Beurteilungswesen sind SQ bei richtiger Nutzung als geeignetes Hilfsmittel zu sehen. Daneben unterstützen sie jeden Mitarbeiter bei der Einschätzung der eigenen Leistung und fördern damit die Fähigkeit zur Selbsteinschätzung.

Persönlichkeitsmerkmale Pflichtgefühl, Belastbarkeit, Verantwortungsbereitschaft

Die Eigenschaften Pflichtgefühl, Belastbarkeit und Verantwortungsbereitschaft sind grundlegende Anforderungen für die Ausübung eines Berufs. Sie sind jedoch im Gegensatz zu den SQ nicht durch direkte Instruktionen während der Ausbildung zu erwerben, sondern nur durch indirekte Förderung bereits vorhandener persönlicher Fähigkeiten (Persönlichkeitsmerkmale) zu stärken.

- Unter **Belastbarkeit** versteht man das Erbringen einer gleichbleibenden Arbeitsleistung, auch bei Arbeitserschwernissen, z. B. dem Ausfall von Kollegen. Dem Beurteiler stellen sich folgende Fragen:
  - Wie belastbar oder einsatzfähig ist der zu beurteilende Mitarbeiter?
  - Wird er psychisch und körperlich den Anforderungen des Arbeitsplatzes gerecht?
- In allen Berufen, in denen mit oder für Menschen gearbeitet wird, spielen **Pflichtgefühl** und **Verantwortungsbereitschaft** eine wichtige Rolle. Besonders in Einrichtungen des Gesundheitswesens werden diese Eigenschaften von allen Mitarbeitern gefordert, um die Patienten oder Bewohner nicht zu gefährden. Von Mitarbeitern in leitender Funktion wird erwartet, dass sie in der Pflichterfüllung eine Vorbildfunktion ausüben und verantwortungsvoll mit den Belangen der Mitarbeiter umgehen.

Weitere Persönlichkeitsmerkmale ➢ Kap. 4.6.2 und ➢ Kap. 4.6.3.

3.3 Schlüsselqualifikationen in der Pflege

In Aus-, Fort- und Weiterbildungseinrichtungen der Pflege im deutschsprachigen Raum werden Schlüsselqualifikationen (SQ) verstärkt einbezogen. Die Förderung der SQ wird dabei durch angepasste Lehrmethoden unterstützt. In Curricula konnten sich Lehrkräfte und Schulungsteilnehmer bisher nur an Lernzielen orientieren, mittlerweile werden sie durch SQ ergänzt, je nach Fachgebiet sogar ersetzt.

Anders als bisher kommt den Lehrkräften in den neuen Ausbildungs- und auch Weiterbildungskonzepten verstärkt eine beratende Funktion zu (➢ Kap. 3.4.12). Dieses ist z. B. bei der Anwendung offener Lehrmethoden (z. B. Projektunterricht) der Fall.

In der Schweiz wird in der Krankenpflegeausbildung schon seit längerer Zeit mit SQ gearbeitet. Dr. Manfred Künzel veröffentlichte bereits 1993 im Journal des Schweizerischen Roten Kreuzes folgenden Text, der auch für die Altenpflegeausbildung Gültigkeit besitzt:

„Die Berufsausbildung in der Pflege fördert als Schlüsselqualifikationen die Fähigkeit,

- Pflegesituationen im gesamten und in ihren Elementen wahrzunehmen und zu beurteilen;
- Ressourcen bei sich und anderen wahrzunehmen, zu erhalten und zu entwickeln;

- Grenzen zu akzeptieren und geeignete Hilfe zu beanspruchen bzw. anzubieten;
- Veränderungen einer Situation zu erkennen sowie mittel- und langfristige Entwicklungen vorauszusehen;
- Prioritäten zu setzen, Entscheidungen zu treffen und Initiativen zu ergreifen;
- aufgrund von Prinzipien ein breites Repertoire an Methoden und Techniken einzusetzen;
- Pflegeverrichtungen geschickt und sicher auszuführen;
- sich situationsgerecht, verständlich und differenziert auszudrücken;
- zum Lernen zu motivieren, Verhaltens- und Einstellungsänderungen aufzuzeigen und zu unterstützen;
- die Wirkung des eigenen Handelns zu beurteilen und daraus zu lernen;
- ethische Grundhaltungen zu entwickeln und sie in einer konkreten Situation zu vertreten;
- aus einer Grundhaltung der Wertschätzung heraus mit anderen zusammenzuarbeiten;
- im Wechselspiel zwischen Anteilnahme, Engagement und Distanz Beziehungen aufzunehmen, zu erhalten und abzulösen;
- Konflikte anzugehen, zu lösen und auszuhalten;
- für Änderungen und Neuerungen offen zu sein“ (Künzel 1993).

Durch die genannten Qualifikationen, die Auszubildende in der Kranken- oder Altenpflege erwerben sollen, wird deutlich, dass nicht nur an die Lehrer für Pflegeberufe, sondern auch an die Ausbilder in den praktischen Ausbildungsbereichen (Mentoren, Praxisanleiter) sehr hohe Anforderungen gestellt werden, um die berufliche Ausbildung mit entsprechenden Methoden zu gestalten. Hier sind unter dem Motto „Training für die Trainer“ z. T. didaktische Schulungen bzw. Nachschulungen der Ausbilder notwendig. Nicht zuletzt durch das Gesundheitsstrukturgesetz und Veränderungen des Sozialgesetzbuchs werden in Einrichtungen des Gesundheitswesens inzwischen ganzheitliche Arbeitsprozesse gefördert, z. B. in berufsgruppenübergreifenden Qualitätszirkeln.

Auch im Zusammenhang mit der Organisationsentwicklung und den sich daraus neu ergebenden Managementkonzepten haben sich die Anforderungen an Mitarbeiter verändert (➤ Kap. 1.3). Durch diese neuen Konzepte werden auch Teamentwicklungsprozesse in Gang gesetzt. Alle Mitarbeiter haben die Chance, eigene, schon vorhandene Kompetenzen konkret weiterzuentwickeln. Dazu gehört, dass regelmäßige Reflexionen stattfinden, z. B. in Fördergesprächen (➤ Kap. 2.3.2). Die Mitglieder eines Teams können durch wechselseitige Rückmeldungen profitieren; das gilt auch für vorgesetzte Mitarbeiter. Der berufliche Werdegang wird durch die richtige Einschätzung eigener Ressourcen und Defizite leichter planbar und verfolgbar.

Inzwischen ist es üblich, einen neuen Mitarbeiter in der Einarbeitung intensiv durch einen Kollegen zu begleiten, ein Einarbeitungskonzept in ambulanten und stationären Pflegeeinrichtungen wird auch vom MDK gefordert. In diesem werden die benötigten Fachkompetenzen und wichtige organisatorische Abläufe beschrieben. In einem Vorgespräch wird vor Beginn der Einarbeitungsphase abgeklärt, wo der „Neue“ fachlich steht, was von ihm erwartet wird, und was bis wann erlernt sein soll. Beiderseitige Erwartungen und der Umgang mit Kritik können besprochen werden. Beide Personen bringen ihre soziale Kompetenz ein und können diese reflektieren und weiterentwickeln.

Nach einer im Vorgespräch festgelegten Frist von z. B. drei Wochen findet ein Zwischengespräch statt, in dem der neue Mitarbeiter und die begleitende Person den bisherigen Verlauf der Einarbeitungsphase bewerten. Zwischen diesen beiden Gesprächen finden ständig Eigen- und Fremdreflexionen zur Überprüfung der geforderten Kompetenzen statt, die sich an den festgelegten Zielen orientieren. Regelmäßige Reflexionen ermöglichen es somit, rechtzeitig korrigierend einzugreifen. Der neue Mitarbeiter selbst kann sein Fachwissen kritisch hinterfragen und dadurch einschätzen, in welchen Bereichen noch Defizite aufzuarbeiten sind.

Die Kompetenzentwicklung ist durch regelmäßige Überprüfung deutlich zu verfolgen. Patricia Benner nimmt 1994 in ihrem Buch **„Stufen zur Pflegekompetenz"** Bezug auf das von Stuart und Hubert Dreyfuß 1980 und 1982 entwickelte Modell der Kompetenzstufen (➤ Abb. 3.2). Dieses Modell ist auf den Pflegebereich übertragbar und kann bei der Beurteilung der SQ hilfreich sein. Im Folgenden sollen die Begriffe kurz erläutert werden:

- Ein **Neuling** ist gleichzusetzen mit einem absoluten Anfänger, der sich in seinem Arbeitsfeld erst zurechtfinden muss. So gehören z. B. die meisten Kranken- und Altenpflegeschüler zur Gruppe der Neulinge. SQ wie Fachkompetenz oder vernetztes Denken können noch nicht vorliegen. Der Neue ist vollkommen auf die Unterstützung der Kollegen angewiesen.
- Ein **fortgeschrittener Anfänger** kann z. B. ein Kranken- oder Altenpflegeschüler kurz vor der Beendigung seiner Ausbildung sein, aber auch eine Pflegefachkraft, die sich neu in ein Spezialgebiet einarbeitet (z. B. Dermatologie, Unfallchirurgie oder Gerontopsychiatrie). Grundwissen ist vorhanden, kann aber nur teilweise richtig eingesetzt werden. In der Krankenbeobachtung werden z. B. objektive Veränderungen am Patienten wahrgenommen und dokumentiert, Zusammenhänge können

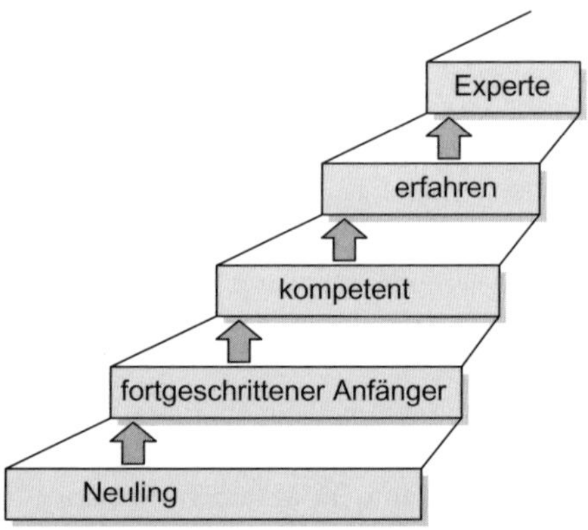

Abb. 3.2 Stufen zur Pflegekompetenz (nach Dreyfuß und Dreyfuß 1980/1982 in Benner 1994).

aber noch nicht hergestellt werden. In der Bereichspflege treten bei der umfassenden Patientenbetreuung viele Fragen auf, bei deren Bewältigung noch Hilfe von außen benötigt wird.

- Eine **kompetente Pflegefachkraft** verfügt über eine umfassende Fachkompetenz und kann selbstständig Prioritäten bei der Organisation ihrer Arbeit setzen. Sie kann z. B. im Bereich der Krankenbeobachtung Zusammenhänge erkennen und entscheiden, wann ein Arzt über den Zustand des Patienten oder Bewohners informiert werden muss. Methodische Kompetenzen (z. B. Informationsfähigkeit) sind vorhanden, müssen jedoch weiter trainiert werden.
- Eine **erfahrene Pflegefachkraft** ist in der Lage, Probleme und Zusammenhänge aufgrund bereits vorliegender Erfahrungen zu erfassen, zu differenzieren und dann zielgerichtet zu handeln. Sie kann z. B. Notfallsituationen sofort erkennen und entscheidende lebensrettende Maßnahmen einleiten. Es liegt bereits eine umfassende Handlungskompetenz vor, an den sozialen Kompetenzen (z. B. Teamfähigkeit) muss teilweise noch gearbeitet werden.
- Auf der **Expertenstufe** verfügt eine Pflegefachkraft über eine ausgeprägte Handlungskompetenz. Sie kann diese z. B. im Pflegemanagement oder in der Schüleranleitung einsetzen.

Es ist zu empfehlen, Vor-, Zwischen- und Nachgespräche exakt zu protokollieren, sodass die Entwicklung des neuen Mitarbeiters nachvollziehbar wird. Die vorhandenen Protokolle bilden eine wichtige Grundlage für das Erstellen einer Beurteilung, z. B. zum Bestehen oder Nichtbestehen der Probezeit.

Hat jemand mit einem Team zusammen Entwicklungsprozesse erfolgreich durchlebt, so hat er gute Voraussetzungen, sich künftig schnell in einem neuen Arbeitsfeld zurechtzufinden. Eventuell erhöhen sich durch die gewonnene Teamfähigkeit sogar seine Chancen auf dem Arbeitsmarkt. Neben seiner Fachkompetenz haben sich vor allem seine sozialen und methodischen Kompetenzen weiterentwickelt, die ihn dazu befähigen, auch Leitungsaufgaben wahrzunehmen.

Die Weiterentwicklung einzelner SQ kann durch regelmäßige Reflexionen (Eigen- und Fremdreflexion) überprüft werden (➤ Abb. 3.3). Jeder Mensch wird durch Erfahrungen, Werte und Sichtweisen geprägt (➤ Kap. 1.2) und verfügt über individuelle Fähigkeiten und Fertigkeiten, die in einzelne SQ einfließen.

! MERKE

Um sich am Arbeitsplatz zu bewähren, ist es entscheidend, handlungskompetent zu sein. Ist ein Mitarbeiter noch nicht handlungskompetent, so kann ihm über regelmäßige Reflexion entsprechendes Feedback zur Weiterentwicklung seiner sozialen, methodischen und fachlichen Kompetenzen gegeben werden.

Durch positive Rückmeldungen kann ein Mitarbeiter in seinen Verhaltensweisen bestärkt und motiviert werden. Daher sollten regelmäßige Beratungs- und Entwicklungsge-

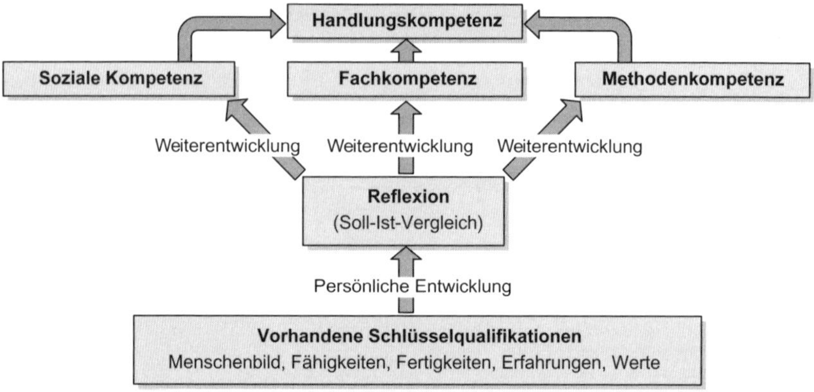

Abb. 3.3 Bedeutung der Reflexion für die persönliche Entwicklung.

spräche (➤ Kap. 2.3.2) auch nach der Einarbeitungsphase in regelmäßigen Abständen für alle Teammitglieder zur Selbstverständlichkeit werden.

Um weitere Grundlagen zur Beurteilung einzelner SQ zu schaffen, sollen die am jeweiligen Arbeitsplatz benötigten Fähigkeiten klar benannt werden. Generell muss man davon ausgehen, dass pflegerische Tätigkeiten immer Gefahren für Patienten oder Bewohner und Personal in sich bergen, wenn allgemein gültige Regeln der Hygiene wie der bedarfsgerechten Händedesinfektion und der Arbeitssicherheit nicht befolgt werden. Das Einhalten dieser Regeln ist daher zwingend notwendig. Da sie leicht überprüfbar sind, werden sie nicht näher erläutert.

3.3.1 Soziale Kompetenz

Die soziale Kompetenz umfasst kognitive (die Erkenntnis betreffende), sprachliche und interaktive Fähigkeiten, die die Voraussetzung für soziales Handeln bilden. Unter anderem zählen hierzu Kommunikationsfähigkeit, Kooperationsfähigkeit, Teamfähigkeit und Konfliktfähigkeit. Soziale Kompetenz wird überall dort benötigt, wo Teamarbeit notwendig ist und Kontakt zu Patienten/Bewohnern, Bezugspersonen, Mitarbeitern und Vorgesetzten besteht.

Kommunikationsfähigkeit

Im Pflegeberuf steht, wie in den meisten sozialen Berufen, der Kontakt zu anderen Menschen im Mittelpunkt der Tätigkeit. Die Mitarbeiter eines Teams werden erst durch ihre Kommunikationsfähigkeit team- und kooperationsfähig. Von einer Pflegefachkraft wird erwartet, dass sie sich mit Pflegebedürftigen und deren Bezugspersonen, Kollegen und

Tab. 3.2 Die Schlüsselqualifikationen in der Übersicht (➤ Kap. 3.2). Die Auflistung dient als Orientierungshilfe bei der Beurteilung eines Mitarbeiters

Fachkompetenz (Sachkompetenz)	Soziale Kompetenz	Selbstkompetenz	Methodenkompetenz
Fachliches Wissen, z. B. • Anatomie und Physiologie des menschlichen Körpers • Fachwissen zu Krankheitsbildern, z. B. Diabetes • Wirkungsweise und Verabreichungsformen von Arzneimitteln • Pflegeplanung, also die umfassende und geplante Pflege des Patienten/Bewohners • Pflegemethoden • Kenntnisse über fachgerechten Umgang mit Arbeitsmaterial, z. B. Lagerungshilfen • Qualitätssicherung in der Pflege • Arbeitssicherheit • Fachwissen zur Hygiene	**Kommunikationsfähigkeit** • Kontaktaufnahme zu Patienten/Bewohnern, Angehörigen und Kollegen • Vertreten des eigenen Standpunkts • Artikulationsfähigkeit • Konzentrationsfähigkeit **Kooperationsfähigkeit** • Bereitschaft zur Zusammenarbeit mit Kollegen und Vertretern anderer Berufsgruppen • Akzeptanz anderer Personen und deren Fachwissen **Teamfähigkeit** • Kommunikationsfähigkeit • Konfliktfähigkeit • Bereitschaft zum teamorientierten Arbeiten • Bereitschaft, persönliche Interessen im Sinne der Teamziele zurückzustellen	**Reflexionsfähigkeit** • Bereitschaft und Fähigkeit, über eigene Verhaltensweisen nachzudenken • Bereitschaft und Fähigkeit, eigene Handlungsweisen zu hinterfragen **Grenzen erkennen können** • Kennen des eigenen Kompetenzbereichs (z. B. zur Verabreichung bestimmter Medikamente) **Überlastungen formulieren können** • Fähigkeit, deutlich sagen zu können, wo die fachlichen und persönlichen Grenzen liegen **Vertreten persönlicher Werte** • Fähigkeit, alle Pflegebedürftigen unabhängig z. B. von deren Religion gleich zuvorkommend zu betreuen	**Wahrnehmungsfähigkeit** • Erfassen von Situationen, z. B. der körperlichen und seelischen Befindlichkeit eines Patienten/Bewohners • Erfassen von Pflegeproblemen • Krankenbeobachtung **Vernetztes Denken** • Erkennen von Zusammenhängen z. B. im Bereich der Arbeitsorganisation oder der postoperativen Pflege **Informationsfähigkeit** • Fähigkeit, wesentliche Informationen weiterzugeben, z. B. an Arzt oder während der Dienstübergabe • Korrekte Dokumentation der pflege- und behandlungsrelevanten Fakten in der Pflegedokumentation • Kooperationsbereitschaft

Vertretern anderer Berufsgruppen wie Physiotherapeuten verständigen kann. Sie muss einen eigenen Standpunkt finden und vertreten können. Der Begriff „Kommunikationsfähigkeit" beinhaltet neben der verbalen und nonverbalen Ausdrucksfähigkeit auch die schriftliche Ausdrucksfähigkeit, die z. B. beim Erstellen von Pflegeplanungen und Pflegeberichten erforderlich ist.

Kooperationsfähigkeit

Um Behandlungserfolge zu erzielen oder um vorhandene Ressourcen zu erhalten, ist zwischen Pflegebedürftigem und therapeutischem Team die Bereitschaft zur Kooperation absolut notwendig. Außerdem müssen zum Wohle der Pflegebedürftigen alle Mitarbeiter untereinander bereit sein, mit Teamkollegen und anderen Berufsgruppen, z. B. mit Ärzten und Physiotherapeuten, kooperativ zusammenzuarbeiten. Daraus folgt, dass im Rahmen einer Kooperation gegenseitige Akzeptanz und Toleranz vorhanden sein muss.

Konfliktfähigkeit

Zielorientiertes Arbeiten setzt konfliktfähige Mitarbeiter voraus. Diese zeichnen sich dadurch aus, dass sie in der Lage sind, vorhandene Probleme auf einer sachlichen Ebene zu diskutieren und gemeinsam mit anderen Lösungsansätze zu finden. Wenn eigene Emotionen eingebracht werden, eskalieren Konflikte häufig, was dem Gesamtarbeitsergebnis wiederum wenig dienlich ist. Um die Fähigkeit zu erlangen, seine Emotionalität zu dämpfen, und somit konfliktfähig zu werden, ist z. T. ein langer Lernprozess erforderlich.

Teamfähigkeit

Das Pflegeteam einer Station plant die umfassende Pflege und Versorgung der Patienten oder Bewohner, wobei es mit anderen Berufsgruppen, z. B. Ärzten und Physiotherapeuten zusammenarbeitet. Arbeitsabläufe müssen aufeinander abgestimmt, organisiert und gestaltet werden. Auch in anderen Arbeitsbereichen der Pflege, z. B. im Operationsbereich oder in der Kranken- oder Altenpflegeschule, ist die Zusammenarbeit für einen reibungslosen Betriebsablauf notwendig. In die Teamfähigkeit fließen die schon beschriebenen Kompetenzen der Kommunikationsfähigkeit, Kooperationsfähigkeit und Konfliktfähigkeit mit ein. Diese machen jedes einzelne Teammitglied und damit letztlich das gesamte Team handlungskompetent.

3.3.2 Methodenkompetenz

Methodische Kompetenz beinhaltet Wahrnehmungsfähigkeit, Urteilsfähigkeit, Fähigkeit zum systematischen und vernetzten Denken (Erkennen von Zusammenhängen), Entscheidungsfähigkeit und Problemlösungsfähigkeit. In jede dieser SQ fließen sowohl theoretisch erworbenes Fachwissen als auch Erfahrungen ein, die der Betreffende gesammelt hat. Nach und nach wird gelernt, sich angemessen, d. h. den Erfordernissen entsprechend, zu verhalten.

Wahrnehmungsfähigkeit

Eine Pflegefachkraft muss in der Lage sein, eine Situation schnell und richtig zu erfassen. Während der Ausbildung wird im Fach „Krankenbeobachtung" z. B. gelernt, wie die normale Atmung aussieht und welche Abweichungen es gibt. So kann die Luftnot eines Patienten von einer Pflegekraft sofort wahrgenommen werden.

Urteilsfähigkeit

Bei einem Notfall muss die Pflegefachkraft in der Lage sein, die Situation entsprechend zu beurteilen. Dazu muss sie folgende Fragen klären:

- Wie stark ist der Patient/Bewohner gefährdet?
- Kann ich die Situation allein in den Griff bekommen?
- Muss Hilfe geholt werden?
- Wer muss einbezogen werden?

Problemlösungsfähigkeit, Entscheidungsfähigkeit

In bestimmten Situationen muss schnell und sicher entschieden werden, was zu geschehen hat. Tritt z. B. bei einem Patienten eine akute Luftnot auf, ist umgehend ein Arzt zu informieren. Bis zu seinem Eintreffen sind lebensrettende Maßnahmen einzuleiten.

Pflegefachkräfte müssen sowohl alleine als auch gemeinsam mit anderen Teamkollegen in der Lage sein, Lösungsstrategien zu entwickeln. Im Notfall wird erwartet, dass sie diese Strategien umsetzen und anwenden können.

Vernetztes Denken

Das Erkennen von Zusammenhängen ist eine der wichtigsten Methodenkompetenzen, damit die sichere Versorgung aller Patienten einer Pflegeeinheit gewährleistet ist. Diese Kompetenz zu erlangen erfordert unter Umständen eine langjährige Berufserfahrung. Besonders diejenigen, die in leitenden Positionen tätig sind, müssen in der Lage sein, vernetzt zu denken. Nur so können sie Veränderungen herbeiführen und den Überblick behalten.

Eine leitende Pflegefachkraft muss z. B. die Dienst- und Urlaubsplanung mit der Belegung der Station und der ihr während dieser Zeit zur Verfügung stehenden Mitarbeiter abstimmen. Dabei sind viele Faktoren zu beachten, z. B. Handlungskompetenzen der Pflegekräfte, Einsatz von Auszubildenden und Praktikanten und arbeitsrechtliche Bestimmungen.

3.3.3 Fachkompetenz

Unter Fachkompetenz, auch Sachkompetenz genannt, versteht man den Besitz eines umfangreichen Fachwissens. So benötigt eine Pflegefachkraft, die im Fachbereich der Dermatologie tätig ist, Fachwissen z. B. zur Anatomie und Physiologie der Haut, Psychosomatik, Arzneimittellehre, Verbandtechniken und Pflegedokumentation.

! MERKE

Um die Fachkompetenz einer Person beurteilen zu können, sind regelmäßige Feedbackgespräche unabdingbar.

Ein Feedback zur Fachkompetenz orientiert sich an festgelegten Kriterien, z. B. an Leitlinien und definierten Einarbeitungskonzepten. Handlungsabläufe und Arbeitsergebnisse sind objektiv beurteilbar und können korrigiert oder bestätigt werden. Auch derjenige, der anleitet (und beurteilt), muss ständig sein eigenes Wissen aktualisieren und seine Fertigkeiten reflektieren. Das setzt voraus, dass der Beurteiler selbst fachlich kompetent ist und weiß, welche Fachkompetenzen im jeweiligen Fachgebiet erforderlich sind.

3.3.4 Selbstkompetenz

„Die Selbstkompetenz befähigt Pflegepersonen, ihr Fachwissen entsprechend dem eigenen Können und den eigenen Werten situativ angemessen einzusetzen“ (Sahmel 2001, S. 182).

Grenzen erkennen können

Bei der Betreuung der Kunden im Gesundheitswesen ist es unabdingbar, mit dem eigenen Fachwissen und dem übertragenen Kompetenzbereich gewissenhaft umgehen zu können. Eine Pflegefachkraft muss in der Lage sein zu erkennen, zu welchem Zeitpunkt die eigenen fachlichen oder persönlichen Grenzen erreicht sind, und sollte diese artikulieren können. Nur so können Patienten und Bewohner kompetent versorgt werden.

Reflexionsfähigkeit

Reflexionsfähigkeit versetzt Menschen in die Lage, das eigene Handeln und Verhalten zu beleuchten, zu hinterfragen und zu bewerten. Eigene Defizite können erkannt, ggf. sinnvolle Strategien zum Ausgleich der persönlichen „Schwachstellen“ entwickelt werden. Diese SQ schließt meist auch die Entwicklung von Kritikfähigkeit mit ein, da ein reflexionsfähiger Mensch in der Regel dazu bereit ist, Kritik von anderen Menschen zu überdenken und ggf. anzunehmen.

Kritikfähigkeit

Innerhalb eines Teams hat die Kritikfähigkeit der einzelnen Mitglieder eine große Bedeutung. Einzelne Teammitglieder müssen in der Lage sein, ihren Kollegen gegenüber sachliche Kritik zu äußern, um die Arbeitsfähigkeit des Teams sicherzustellen und zu verbessern. Durch diese Fähigkeit ist ein Teammitglied in der Lage, durch das Vorhandensein der eigenen Reflexionsfähigkeit Kritik von anderen Personen anzunehmen und diese auch für die eigene Weiterentwicklung positiv zu nutzen.

3.4 Anforderungen an Pflegefachkräfte in verschiedenen Fachbereichen

Pflegefachkräfte nehmen, abhängig vom jeweiligen Arbeitsbereich, in dem sie tätig sind, eine Vielzahl verschiedener Aufgaben wahr. Jeder einzelnen Pflegefachkraft wird eine individuelle berufliche Entwicklung ermöglicht, für die sie SQ mit unterschiedlich ausgeprägten Schwerpunkten benötigt. Demnach müssen Personalentwicklungsprogramme und das Beurteilungswesen an die Vielseitigkeit der Berufsgruppe angepasst werden.

Das Gesetz über die Berufe in der Krankenpflege (Krankenpflegegesetz KrPflG) vom 1. Januar 2004 regelt die Ausbildung für Gesundheits- und Krankenpfleger/innen und für Gesundheits- und Kinderkrankenpfleger/innen. Die Ausbildungsziele für die Schülerinnen und Schüler der Altenpflege sind im Altenpflegegesetz (AltPflG) aus dem Jahr 2003 hinterlegt.

Die Auszubildenden beider Pflegeberufe sollen u. a. folgende Aufgaben wahrnehmen können, jeweils bezogen auf das zu betreuende Klientel oder den Arbeitsplatz:

- Erhebung und Feststellung des Pflegebedarfs, Planung, Organisation, Durchführung und Dokumentation der Pflege
- Evaluation der Pflege, Sicherung und Entwicklung der Qualität der Pflege
- sach- und fachkundige Pflege, die den allgemein anerkannten pflegewissenschaftlichen, insbesondere den medizinisch-pflegerischen Erkenntnissen entspricht
- Beratung, Anleitung und Unterstützung von zu pflegenden Menschen und ihrer Bezugspersonen in der individuellen Auseinandersetzung mit Gesundheit und Krankheit, in der Altenpflege wird insbesondere die Ernährungsberatung benannt
- Mitwirkung bei der Behandlung einschließlich der Ausführung ärztlicher Verordnungen

- interdisziplinäre Zusammenarbeit mit anderen Berufsgruppen und dabei Entwicklung multidisziplinärer und berufsübergreifender Lösungen von Gesundheitsproblemen.

Nur auf die Krankenpflege bezogene Ausbildungsziele:

- Vermittlung von fachlichen, personalen, sozialen und methodischen Kompetenzen zur verantwortlichen Mitwirkung insbesondere bei der Heilung, Erkennung und Verhütung von Krankheiten, entsprechend dem allgemein anerkannten Stand pflegewissenschaftlicher, medizinischer und weiterer bezugswissenschaftlicher Erkenntnisse
- Einleitung lebenserhaltender Sofortmaßnahmen bis zum Eintreffen des Arztes
- Aufgaben der Mitwirkung: z. B. eigenständige Durchführung ärztlich veranlasster Maßnahmen, Maßnahmen der medizinischen Diagnostik, Therapie oder Rehabilitation.

Nur auf die Altenpflege bezogene Ausbildungsziele:

- Vermittlung von Kenntnissen, Fähigkeiten und Fertigkeiten, die zur selbstständigen und eigenverantwortlichen Pflege einschließlich der Beratung, Begleitung und Betreuung alter Menschen erforderlich sind
- Erhaltung und Wiederherstellung individueller Fähigkeiten im Rahmen geriatrischer und gerontopsychiatrischer Rehabilitationskonzepte
- Hilfe zur Erhaltung und Aktivierung der eigenständigen Lebensführung einschließlich der Förderung sozialer Kontakte
- umfassende Begleitung Sterbender.

Nach der jeweiligen dreijährigen Ausbildung kann eine persönlich gewählte Laufbahn eingeschlagen werden, die mehr oder weniger durch die Gegebenheiten des Arbeitsmarkts mitbestimmt wird. Im Krankenhausbereich wählen viele Gesundheits- und Krankenpfleger/innen eine Pflegetätigkeit im Fachbereich Chirurgie oder Innere Medizin. Hier kann pflegerisches Fachwissen gesammelt werden, das für die Arbeit in allen anderen Fachdisziplinen oder in der ambulanten Pflege eine wichtige Grundlage bildet. Auch der direkte Weg in einen Funktionsbereich, z. B. in den Operationsdienst oder in den Intensivpflegebereich, ist grundsätzlich möglich. Es ist allerdings von Vorteil, wenn bereits Erfahrungen aus einem allgemein pflegerischen Fachbereich vorliegen, um z. B. das komplexe Geschehen auf einer Intensivstation erfassen zu können.

Nach abgeschlossener Grundausbildung und ersten gesammelten Berufserfahrungen (in der Regel zwei Jahre) können sich spezielle Fachweiterbildungen anschließen, z. B. in der Anästhesie- und Intensivfachpflege. Nach dreijähriger Tätigkeit ist es auch möglich, sich für die mittlere und höhere Managementebene in der Pflege zu qualifizieren.

Im Bereich der Altenpflege stehen nach der beendeten Ausbildung verschiedene Arbeitsfelder zur Verfügung, wie die stationäre Altenpflege oder die ambulante Pflege. Nach mehrjähriger Berufserfahrung gibt es die Möglichkeit, sich über einen Lehrgang für die Leitungsebene zu qualifizieren oder spezielle Fachweiterbildungen, z. B. im Bereich Gerontopsychiatrie, zu absolvieren.

Bereits seit 1990 ist es an deutschen Universitäten und Fachhochschulen möglich, Pflegemanagement, Pflegepädagogik oder Pflegewissenschaft zu studieren.

Dieser kurze Einblick in die unterschiedlichen Arbeitsbereiche von Pflegepersonen macht deutlich, dass auch die Beurteilungskriterien unterschiedlich sein müssen. In diesem Kapitel wird dargestellt, welche SQ in den einzelnen Fachbereichen vorhanden sein müssen.

Die Vielfalt der Einsatz- und Arbeitsbereiche macht es unmöglich, jeden einzelnen Arbeitsplatz zu beschreiben, deshalb wurde eine repräsentative Auswahl getroffen. Die exemplarisch benannten Beurteilungskriterien dienen dem Beurteiler als Formulierungshilfe. Sie erheben nicht den Anspruch auf Vollständigkeit und müssen dem jeweiligen Arbeitsgebiet angepasst und im Team konkretisiert und diskutiert werden.

Für jeden Arbeitsbereich wurden auf einem Vordruck (Kontrollbogen) Beurteilungskriterien formuliert. Wird dieser im Beurteilungsverfahren herangezogen, zeigt die Bewertung der verschiedenen Kompetenzen, ob die betreffende Pflegefachkraft über die notwendige Handlungskompetenz verfügt. Ist diese noch nicht vorhanden, dient der ausgefüllte Vordruck als Grundlage, das Feedback zu strukturieren und ein konkretes Zielvereinbarungsgespräch zu führen. Der Kontrollbogen kann zur Ergänzung der Einarbeitung, zur Protokollierung von Gesprächen und als spätere Bezugsgröße genutzt werden und ist damit eine wertvolle Arbeitsgrundlage in der Praxis.

3.4.1 Exemplarische Beurteilungskriterien für Gesundheits- und Krankenpfleger

Aus den im Krankenpflegegesetz formulierten Ausbildungszielen lassen sich Beurteilungskriterien ableiten, weitere Kriterien ergeben sich aus den konkreten Anforderungen in der Praxis. Der Kontrollbogen (➤ Abb. 3.4) soll eine Arbeitsgrundlage zur praktischen Beurteilung bieten. Mithilfe einer editierbaren Version dieses Beurteilungsbogens im Internet ⊞ können die Beurteilungskriterien an den jeweiligen Bedarf angepasst werden.

3.4.2 Exemplarische Beurteilungskriterien für Pflegefachkräfte in der Chirurgie

Gesundheits- und Krankenpfleger, die im allgemein-chirurgischen Bereich einer Klinik tätig sind, müssen neben den immer wiederkehrenden Routineabläufen auch akute Geschehnisse sicher beherrschen.

Die in ➤ Abb. 3.5 beispielhaft aufgeführten Beurteilungskriterien müssen dem jeweiligen Arbeitsbereich angepasst und ggf. vervollständigt werden. Die Aufgaben im Einzelnen und eine editierbare Version eines Beurteilungsbogens für den Pflegebereich Chirurgie können im Internet ⊞ abgerufen werden.

Wurden unter Zuhilfenahme des Beurteilungsbogens bereits Feedbackgespräche geführt, sind Grundlagen für die Formulierung einer schriftlichen Beurteilung geschaffen. Die Formulierungshilfen für die allgemeine Pflege (➤ Kap. 3.5.1) können unterstützend mit verwendet werden.

Exemplarische Beurteilungskriterien Gesundheits- und Krankenpflege

Folgende Fachkompetenzen sind zu beurteilen	Fachkompetenz				
	⊖		⇔		⊕
Kenntnis und korrekte Umgehensweise mit dem eigenen Kompetenzbereich	☐	☐	☐	☐	☐
Kennen der Maßnahmen in einer Notfallsituation	☐	☐	☐	☐	☐
Aktueller Wissensstand zu häufig auftretenden Krankheitsbildern wie Diabetes, Pneumonie	☐	☐	☐	☐	☐
Kenntnis zu körperlichen Veränderungen bei einzelnen Krankheitsverläufen	☐	☐	☐	☐	☐
Durchführung von Maßnahmen zur Krankenbeobachtung inkl. Dokumentation	☐	☐	☐	☐	☐
Kenntnis der entsprechenden pflegerischen Maßnahmen	☐	☐	☐	☐	☐
Führen der Pflegedokumentation in Bezug auf fachliche Inhalte	☐	☐	☐	☐	☐
Feststellung des Pflegebedarfs, Erstellen von Pflegeplanungen	☐	☐	☐	☐	☐
Organisation, Durchführung, Dokumentation und Evaluation der Pflege	☐	☐	☐	☐	☐
Kenntnis und Fähigkeiten zur Umsetzung der Expertenstandards (DNQP)	☐	☐	☐	☐	☐
Durchführung und Notwendigkeit einzelner Prophylaxen	☐	☐	☐	☐	☐
Umgang mit Medikamenten einschl. Betäubungsmitteln	☐	☐	☐	☐	☐
Kenntnis der Wirkungsweise wesentlicher Medikamente	☐	☐	☐	☐	☐
Umgang mit Injektionen	☐	☐	☐	☐	☐
Umgang mit Infusionen	☐	☐	☐	☐	☐
Kenntnis zu allgemeinen Vorbereitungen von Patienten für Operationen und Untersuchungen	☐	☐	☐	☐	☐
Fachlich korrekte Umsetzung ärztlich angeordneter Maßnahmen	☐	☐	☐	☐	☐
Kenntnisse zum Umgang mit freiheitsbeschränkenden Maßnahmen	☐	☐	☐	☐	☐
Umgang mit hygienischen Richtlinien	☐	☐	☐	☐	☐

Folgende Sozialkompetenzen sind zu beurteilen	Soziale Kompetenz				
	⊖		⇔		⊕
Kommunikationsfähigkeit mit Patienten und Angehörigen	☐	☐	☐	☐	☐
Kommunikationsfähigkeit mit Teammitgliedern	☐	☐	☐	☐	☐
Kommunikationsfähigkeit mit anderen Berufsgruppen	☐	☐	☐	☐	☐
Kooperationsfähigkeit mit anderen Pflegekräften	☐	☐	☐	☐	☐
Fähigkeit zur Anleitung von Auszubildenden	☐	☐	☐	☐	☐
Kooperationsfähigkeit mit anderen Berufsgruppen	☐	☐	☐	☐	☐
Kooperationsfähigkeit mit Vorgesetzten	☐	☐	☐	☐	☐
Teamfähigkeit	☐	☐	☐	☐	☐
Konfliktfähigkeit	☐	☐	☐	☐	☐

Folgende Methodenkompetenzen sind zu beurteilen	Methodenkompetenz				
	⊖		⇔		⊕
Wahrnehmungsfähigkeit im Bereich Krankenbeobachtung	☐	☐	☐	☐	☐
Urteilsfähigkeit, richtiges Einschätzen einzelner Situationen	☐	☐	☐	☐	☐
Entscheidungsfähigkeit: entscheidet verantwortungsbewusst, den jeweiligen Situationen entsprechend	☐	☐	☐	☐	☐
Problemlösungsfähigkeit in Bezug auf eigenen Kompetenzbereich und dem auftretenden Problem entsprechend zum Wohle der Patienten	☐	☐	☐	☐	☐
Erkennt Zusammenhänge und handelt entsprechend	☐	☐	☐	☐	☐

Folgende persönliche Kompetenzen sind zu beurteilen	Selbstkompetenz				
	⊖		⇔		⊕
Reflexionsfähigkeit der eigenen Handlungsweise	☐	☐	☐	☐	☐
Reflexionsfähigkeit eigener Verhaltensweisen	☐	☐	☐	☐	☐
Erkennen der eigenen psychischen und körperlichen Belastungsgrenzen und angemessene Reaktion	☐	☐	☐	☐	☐

Abb. 3.4 Beurteilungskriterien Gesundheits- und Krankenpflege.

Exemplarische Beurteilungskriterien Pflegebereich Chirurgie

Folgende Fachkompetenzen sind zu beurteilen	Fachkompetenz				
	⊖		⇔		⊕
Kenntnis und korrekte Umgehensweise mit dem eigenen Kompetenzbereich	☐	☐	☐	☐	☐
Kenntnis der Gefahren im postoperativen Krankheitsverlauf	☐	☐	☐	☐	☐
Kenntnis Bedeutung körperlicher Veränderungen im postoperativen Krankheitsverlauf	☐	☐	☐	☐	☐
Durchführung einzelner Überwachungsmaßnahmen	☐	☐	☐	☐	☐
Kennen der Maßnahmen in einer Notfallsituation	☐	☐	☐	☐	☐
Aktueller Wissensstand zu den einzelnen Krankheitsbildern	☐	☐	☐	☐	☐
Kenntnis der entsprechenden pflegerischen Maßnahmen	☐	☐	☐	☐	☐
Durchführung spezieller Vorbereitungen zu einzelnen Operationen	☐	☐	☐	☐	☐
Durchführung und Notwendigkeit einzelner Prophylaxen	☐	☐	☐	☐	☐
Kenntnis und Durchführung spezieller Lagerungstechniken	☐	☐	☐	☐	☐
Durchführung einzelner Verbandtechniken	☐	☐	☐	☐	☐
Umgang mit Medikamenten	☐	☐	☐	☐	☐
Umgang mit hygienischen Richtlinien	☐	☐	☐	☐	☐
Umgang mit Infusionen	☐	☐	☐	☐	☐
Führen der Pflegedokumentation	☐	☐	☐	☐	☐
Erstellen von Pflegeplanungen	☐	☐	☐	☐	☐

Folgende Sozialkompetenzen sind zu beurteilen	Soziale Kompetenz				
	⊖		⇔		⊕
Kommunikationsfähigkeit mit Patienten	☐	☐	☐	☐	☐
Kommunikationsfähigkeit mit Teammitgliedern	☐	☐	☐	☐	☐
Kommunikationsfähigkeit mit anderen Berufsgruppen	☐	☐	☐	☐	☐
Kooperationsfähigkeit mit anderen Pflegekräften	☐	☐	☐	☐	☐
Kooperationsfähigkeit mit anderen Berufsgruppen	☐	☐	☐	☐	☐
Kooperationsfähigkeit mit Vorgesetzten	☐	☐	☐	☐	☐
Teamfähigkeit	☐	☐	☐	☐	☐
Konfliktfähigkeit	☐	☐	☐	☐	☐

Folgende Methodenkompetenzen sind zu beurteilen	Methodenkompetenz				
	⊖		⇔		⊕
Wahrnehmungsfähigkeit im Bereich Krankenbeobachtung	☐	☐	☐	☐	☐
Urteilsfähigkeit, richtiges Einschätzen einzelner Situationen	☐	☐	☐	☐	☐
Entscheidungsfähigkeit: entscheidet verantwortungsbewusst, den jeweiligen Situationen entsprechend	☐	☐	☐	☐	☐
Problemlösungsfähigkeit in Bezug auf eigenen Kompetenzbereich und dem auftretenden Problem entsprechend zum Wohle der Patienten	☐	☐	☐	☐	☐
Erkennt Zusammenhänge und handelt entsprechend	☐	☐	☐	☐	☐

Folgende persönliche Kompetenzen sind zu beurteilen	Selbstkompetenz				
	⊖		⇔		⊕
Reflexionsfähigkeit der eigenen Handlungsweise	☐	☐	☐	☐	☐
Reflexionsfähigkeit eigener Verhaltensweisen	☐	☐	☐	☐	☐
Erkennen der eigenen psychischen und körperlichen Belastungsgrenzen und angemessene Reaktion	☐	☐	☐	☐	☐

Abb. 3.5 Beurteilungskriterien Chirurgie.

3.4.3 Exemplarische Beurteilungskriterien für Pflegefachkräfte in der Inneren Medizin

Auf Stationen der Inneren Medizin werden in Krankenhäusern der Regelversorgung Notfallpatienten jederzeit behandelt und auf die Intensiv- oder Allgemeinstation aufgenommen. Vor allem bei der Krankenbeobachtung und der fachgerechten Versorgung der Patienten ist sehr viel Erfahrungswissen notwendig.

Die in ➢ Abb. 3.6 beispielhaft aufgeführten Beurteilungskriterien müssen dem jeweiligen Arbeitsbereich angepasst und ggf. vervollständigt werden. Eine editierbare Version eines Beurteilungsbogens für die Innere Medizin sowie die Aufgaben im Einzelnen können im Internet ⊞ abgerufen werden.

Der Bogen kann als Grundlage für Rückmeldungen genutzt werden. In Verbindung mit den Formulierungshilfen aus ➢ Kap. 3.5.1 können für die betreffenden Personen entsprechende schriftliche Beurteilungen erstellt werden.

3.4.4 Exemplarische Beurteilungskriterien für Pflegefachkräfte in der stationären Altenpflege

Die Anforderungen an Pflegefachkräfte in der Altenpflege beziehen sich auf konkretes Fachwissen im Bereich geriatrischer Krankheitsbilder. Im Gegensatz zu Pflegefachkräften im Krankenhaus bewegen sich Mitarbeiter in der Altenpflege im privaten Wohnbereich der ihnen anvertrauten alten Menschen, somit ist hier besonderes Einfühlungsvermögen gefordert. Für die ärztliche Betreuung sind die jeweiligen Hausärzte der Bewohner zuständig, die für akute Anfragen selten sofort zur Verfügung stehen. Selbstständiges Arbeiten ist deshalb von großer Bedeutung.

In ➢ Abb. 3.7 sind beispielhaft Beurteilungskriterien aufgeführt, die dem jeweiligen Arbeitsbereich angepasst werden müssen. Eine editierbare Version des Beurteilungsbogens sowie ein Fallbeispiel, das die Anforderungen in der Altenpflege verdeutlicht, können im Internet ⊞ abgerufen werden.

3.4.5 Exemplarische Beurteilungskriterien für Pflegefachkräfte in der ambulanten Pflege

In der ambulanten Pflege sind Pflegekräfte mehr auf sich selbst gestellt als im Krankenhaus. Kollegen oder ein verantwortlicher Arzt stehen nicht sofort für Rückfragen zur Verfügung. Daher ist in diesem Bereich eine besonders hohe pflegerische Handlungskompetenz gefordert.

Je nach Spezialisierung (z. B. Versorgung von HIV-infizierten oder gerontopsychiatrischen Patienten oder nachstationäre postoperative Pflege) gibt es im ambulanten Pflegebereich sehr unterschiedliche Anforderungsprofile, an die Beurteilungskriterien (➢ Abb. 3.8)

Exemplarische Beurteilungskriterien Pflegebereich Innere Medizin

Folgende Fachkompetenzen sind zu beurteilen	Fachkompetenz				
	⊖		⇔		⊕
Kenntnis und korrekte Umgehensweise mit dem eigenen Kompetenzbereich	☐	☐	☐	☐	☐
Aktueller Wissensstand zu den einzelnen Krankheitsbildern	☐	☐	☐	☐	☐
Kenntnis der entspechenden pflegerischen Maßnahmen	☐	☐	☐	☐	☐
Durchführung einzelner Überwachungsmaßnahmen	☐	☐	☐	☐	☐
Kennen der Maßnahmen in einer Notfallsituation	☐	☐	☐	☐	☐
Durchführung und Notwendigkeit einzelner Prophylaxen	☐	☐	☐	☐	☐
Kenntnis und Durchführung spezieller Lagerungstechniken	☐	☐	☐	☐	☐
Durchführung spezieller Vorbereitungen zu einzelnen Untersuchungen	☐	☐	☐	☐	☐
Durchführung von Nachbereitungen zu einzelnen Untersuchungen	☐	☐	☐	☐	☐
Umgang mit Medikamenten	☐	☐	☐	☐	☐
Kenntnis der Wirkungsweise wesentlicher Medikamente	☐	☐	☐	☐	☐
Umgang mit Infusionen	☐	☐	☐	☐	☐
Umgang mit hygienischen Richtlinien	☐	☐	☐	☐	☐
Führen der Pflegedokumentation in Bezug auf fachliche Inhalte	☐	☐	☐	☐	☐
Erstellen von Pflegeplanungen	☐	☐	☐	☐	☐

Folgende Sozialkompetenzen sind zu beurteilen	Soziale Kompetenz				
	⊖		⇔		⊕
Kommunikationsfähigkeit mit Patienten	☐	☐	☐	☐	☐
Kommunikationsfähigkeit mit Teammitgliedern	☐	☐	☐	☐	☐
Kommunikationsfähigkeit mit anderen Berufsgruppen	☐	☐	☐	☐	☐
Kooperationsfähigkeit mit anderen Pflegekräften	☐	☐	☐	☐	☐
Kooperationsfähigkeit mit anderen Berufsgruppen	☐	☐	☐	☐	☐
Kooperationsfähigkeit mit Vorgesetzten	☐	☐	☐	☐	☐
Teamfähigkeit	☐	☐	☐	☐	☐
Konfliktfähigkeit	☐	☐	☐	☐	☐

Folgende Methodenkompetenzen sind zu beurteilen	Methodenkompetenz				
	⊖		⇔		⊕
Wahrnehmungsfähigkeit im Bereich Krankenbeobachtung	☐	☐	☐	☐	☐
Urteilsfähigkeit, richtiges Einschätzen einzelner Situationen	☐	☐	☐	☐	☐
Entscheidungsfähigkeit: entscheidet verantwortungsbewusst, den jeweiligen Situationen entsprechend	☐	☐	☐	☐	☐
Problemlösungsfähigkeit in Bezug auf eigenen Kompetenzbereich und dem auftretenden Problem entsprechend zum Wohle der Patienten	☐	☐	☐	☐	☐
Erkennt Zusammenhänge und handelt entsprechend	☐	☐	☐	☐	☐
Erkennt Wesentliches und gibt wichtige Informationen weiter	☐	☐	☐	☐	☐
Dokumentiert korrekt und vollständig	☐	☐	☐	☐	☐

Folgende persönliche Kompetenzen sind zu beurteilen	Selbstkompetenz				
	⊖		⇔		⊕
Reflexionsfähigkeit der eigenen Handlungsweise	☐	☐	☐	☐	☐
Reflexionsfähigkeit eigener Verhaltensweisen	☐	☐	☐	☐	☐
Erkennen der eigenen psychischen und körperlichen Belastungsgrenzen und angemessene Reaktion	☐	☐	☐	☐	☐

Abb. 3.6 Beurteilungskriterien Innere Medizin.

Exemplarische Beurteilungskriterien Pflegebereich Altenpflege

Folgende Fachkompetenzen sind zu beurteilen	**Fachkompetenz**				
	⊖		⇔		⊕
Kenntnis und korrekte Umgehensweise mit dem eigenen Kompetenzbereich	☐	☐	☐	☐	☐
Aktueller Wissensstand zu den einzelnen geriatrischen Krankheitsbildern	☐	☐	☐	☐	☐
Kenntnis der entsprechenden pflegerischen Maßnahmen	☐	☐	☐	☐	☐
Kennen der Maßnahmen in einer Notfallsituation	☐	☐	☐	☐	☐
Durchführung und Notwendigkeit einzelner Prophylaxen	☐	☐	☐	☐	☐
Kenntnis und Fähigkeit zur Umsetzung der Expertenstandards (DNQP)	☐	☐	☐	☐	☐
Kenntnis und Durchführung spezieller Lagerungstechniken	☐	☐	☐	☐	☐
Umgang mit Medikamenten, einschließlich Betäubungsmitteln	☐	☐	☐	☐	☐
Kenntnis der Wirkungsweise wesentlicher Medikamente	☐	☐	☐	☐	☐
Umgang mit Infusionen	☐	☐	☐	☐	☐
Kenntnisse im Betreuungsrecht	☐	☐	☐	☐	☐
Kenntnisse zum Umgang mit freiheitsbeschränkenden Maßnahmen	☐	☐	☐	☐	☐
Führen der Pflegedokumentation in Bezug auf fachliche Inhalte	☐	☐	☐	☐	☐
Erstellen von Pflegeplanungen einschließlich Biografiearbeit	☐	☐	☐	☐	☐
Organisation, Durchführung, Dokumentation und Evaluation der Pflege	☐	☐	☐	☐	☐
Umgang mit hygienischen Richtlinien	☐	☐	☐	☐	☐

Folgende Sozialkompetenzen sind zu beurteilen	**Soziale Kompetenz**				
	⊖		⇔		⊕
Kommunikationsfähigkeit mit Bewohnern	☐	☐	☐	☐	☐
Kommunikationsfähigkeit mit Angehörigen bzw. Betreuern	☐	☐	☐	☐	☐
Kommunikationsfähigkeit mit Teammitgliedern	☐	☐	☐	☐	☐
Kommunikationsfähigkeit mit anderen Berufsgruppen	☐	☐	☐	☐	☐
Kooperationsfähigkeit mit anderen Pflegekräften	☐	☐	☐	☐	☐
Kooperationsfähigkeit mit anderen Berufsgruppen	☐	☐	☐	☐	☐
Kooperationsfähigkeit mit Vorgesetzten	☐	☐	☐	☐	☐
Teamfähigkeit	☐	☐	☐	☐	☐
Konfliktfähigkeit	☐	☐	☐	☐	☐

Folgende Methodenkompetenzen sind zu beurteilen	**Methodenkompetenz**				
	⊖		⇔		⊕
Wahrnehmungsfähigkeit im Bereich Krankenbeobachtung	☐	☐	☐	☐	☐
Urteilsfähigkeit, richtiges Einschätzen einzelner Situationen	☐	☐	☐	☐	☐
Entscheidungsfähigkeit: entscheidet verantwortungsbewusst, den jeweiligen Situationen entsprechend	☐	☐	☐	☐	☐
Problemlösungsfähigkeit in Bezug auf eigenen Kompetenzbereich und dem auftretenden Problem entsprechend zum Wohle der Bewohner	☐	☐	☐	☐	☐
Erkennt Zusammenhänge und handelt entsprechend	☐	☐	☐	☐	☐
Erkennt Wesentliches und gibt wichtige Informationen weiter	☐	☐	☐	☐	☐
Dokumentiert korrekt und vollständig	☐	☐	☐	☐	☐

Folgende persönliche Kompetenzen sind zu beurteilen	**Selbstkompetenz**				
	⊖		⇔		⊕
Reflexionsfähigkeit der eigenen Handlungsweise	☐	☐	☐	☐	☐
Reflexionsfähigkeit eigener Verhaltensweisen	☐	☐	☐	☐	☐
Erkennen der eigenen psychischen und körperlichen Belastungsgrenzen und angemessene Reaktion	☐	☐	☐	☐	☐

Abb. 3.7 Beurteilungskriterien examinierter Altenpfleger im stationären Bereich.

Exemplarische Beurteilungskriterien für den Bereich ambulante Pflege

Folgende Fachkompetenzen sind zu beurteilen	**Fachkompetenz**				
	⊖		⇔		⊕
Kenntnis und korrekte Umgehensweise mit dem eigenen Kompetenzbereich	☐	☐	☐	☐	☐
Aktueller Wissensstand zu den einzelnen Krankheitsbildern	☐	☐	☐	☐	☐
Kenntnis der entsprechenden pflegerischen Maßnahmen	☐	☐	☐	☐	☐
Durchführung einzelner Überwachungsmaßnahmen	☐	☐	☐	☐	☐
Kennen der Maßnahmen in einer Notfallsituation	☐	☐	☐	☐	☐
Kenntnis und Durchführung einzelner Prophylaxen	☐	☐	☐	☐	☐
Kenntnis und Durchführung spezieller Lagerungstechniken	☐	☐	☐	☐	☐
Umgang mit Medikamenten	☐	☐	☐	☐	☐
Kenntnis der Wirkungsweise wesentlicher Medikamente	☐	☐	☐	☐	☐
Umgang mit Infusionen	☐	☐	☐	☐	☐
Umgang mit hygienischen Richtlinien	☐	☐	☐	☐	☐
Führen der Pflegedokumentation in Bezug auf fachliche Inhalte	☐	☐	☐	☐	☐
Erstellen von Pflegeplanungen	☐	☐	☐	☐	☐
Kenntnis der Pflegeversicherung	☐	☐	☐	☐	☐
Kenntnis über behördliche Angelegenheiten	☐	☐	☐	☐	☐

Folgende Sozialkompetenzen sind zu beurteilen	**Soziale Kompetenz**				
	⊖		⇔		⊕
Kommunikationsfähigkeit mit Patienten	☐	☐	☐	☐	☐
Kommunikationsfähigkeit mit Angehörigen der Patienten	☐	☐	☐	☐	☐
Achten der Privatsphäre der Patienten	☐	☐	☐	☐	☐
Kooperationsfähigkeit mit anderen Pflegekräften	☐	☐	☐	☐	☐
Kooperationsfähigkeit mit anderen Berufsgruppen	☐	☐	☐	☐	☐
Kooperationsfähigkeit mit Vorgesetzten	☐	☐	☐	☐	☐
Teamfähigkeit	☐	☐	☐	☐	☐
Konfliktfähigkeit	☐	☐	☐	☐	☐

Folgende Methodenkompetenzen sind zu beurteilen	**Methodenkompetenz**				
	⊖		⇔		⊕
Wahrnehmungsfähigkeit im Bereich Krankenbeobachtung	☐	☐	☐	☐	☐
Urteilsfähigkeit, richtiges Einschätzen einzelner Situationen	☐	☐	☐	☐	☐
Entscheidet verantwortungsbewusst, zum Wohle der Patienten	☐	☐	☐	☐	☐
Problemlösungsfähigkeit	☐	☐	☐	☐	☐
Erkennt Wesentliches, erkennt Zusammenhänge und reagiert angemessen	☐	☐	☐	☐	☐
Weitergabe wesentlicher Informationen	☐	☐	☐	☐	☐
Dokumentiert korrekt und vollständig	☐	☐	☐	☐	☐

Folgende persönliche Kompetenzen sind zu beurteilen	**Selbstkompetenz**				
	⊖		⇔		⊕
Reflexionsfähigkeit der eigenen Handlungsweise	☐	☐	☐	☐	☐
Reflexionsfähigkeit eigener Verhaltensweisen	☐	☐	☐	☐	☐
Erkennen der eigenen psychischen und körperlichen Belastungsgrenzen und angemessene Reaktion	☐	☐	☐	☐	☐

Abb. 3.8 Beurteilungskriterien ambulante Pflege.

entsprechend angepasst werden müssen. Eine editierbare Version eines kompletten Beurteilungsbogens sowie die Aufgaben im Einzelnen können im Internet ⊞ abgerufen werden.

3.4.6 Exemplarische Beurteilungskriterien für Pflegefachkräfte in der Kinderkrankenpflege

Die dreijährige Ausbildung von Gesundheits- und Kinderkrankenpflegern (KrPflG) ist auf die Pflege kranker Kinder in allen Fachbereichen ausgerichtet, die teilweise stark von der Pflege erwachsener Patienten abweicht. Einen besonderen Stellenwert nehmen die Neugeborenen- und Wochenpflege oder die Beschäftigungsmöglichkeiten von Kindern ein. Die Versorgung von kranken Kindern, bei der auch die Eltern der Kinder mit einbezogen werden, erfordert ein hohes Maß an sozialer Kompetenz. Die exemplarischen Beurteilungskriterien in ➤ Abb. 3.9 beziehen sich auf diese Grundausbildung und müssen ggf. entsprechend ergänzt werden. Der Beurteilungsbogen steht auch als editierbare Download-Version im Internet ⊞ zur Verfügung.

3.4.7 Exemplarische Beurteilungskriterien für Pflegefachkräfte im Operationsdienst

Nach zweijähriger Berufserfahrung als Gesundheits- und Krankenpfleger, davon mindestens ein halbes Jahr im Operationsbereich, kann eine Weiterbildung zum Gesundheits- und Krankenpfleger im Operationsdienst angeschlossen werden. Die berufsbegleitende Weiterbildung dauert zwei Jahre und befähigt die Pflegefachkräfte dazu, in unterschiedlichen operativen Spezialgebieten tätig zu werden.

Neben dem anatomischen Fachwissen, der Apparate- und Instrumentenkenntnis muss das Pflegepersonal im Operationsdienst auch dem Anspruch einer patientenorientierten Pflege gerecht werden. Diese Vielseitigkeit zu beurteilen verlangt genaue Kenntnisse der erforderlichen Kompetenzen in diesem Fachbereich. In ➤ Abb. 3.10 sind beispielhaft Beurteilungskriterien aufgeführt; eine editierbare Version des kompletten Beurteilungsbogens sowie die Aufgaben im Einzelnen können im Internet ⊞ abgerufen werden.

3.4.8 Exemplarische Beurteilungskriterien für Pflegefachkräfte in der Intensivpflege

Nach der dreijährigen Grundausbildung in der Gesundheits- und Krankenpflege ist es möglich, direkt in den Arbeitsbereich Intensivpflege einzusteigen.

Exemplarische Beurteilungskriterien Kinderkrankenpflege (Pädiatrie)

Folgende Fachkompetenzen sind zu beurteilen	**Fachkompetenz**				
	⊖		⇔		⊕
Kenntnis und korrekte Umgehensweise mit dem eigenen Kompetenzbereich	☐	☐	☐	☐	☐
Kenntnis über die normale Kindesentwicklung und Abweichungen	☐	☐	☐	☐	☐
Kenntnis über Grundlagen der Entwicklungs- und Lernpsychologie	☐	☐	☐	☐	☐
Handling eines Neugeborenen	☐	☐	☐	☐	☐
Pflege eines Neugeborenen im Inkubator	☐	☐	☐	☐	☐
Handling eines Kleinkindes	☐	☐	☐	☐	☐
Ernährung von Neugeborenen und Kleinkindern	☐	☐	☐	☐	☐
Aktueller Wissensstand zu einzelnen Krankheitsbildern	☐	☐	☐	☐	☐
Kenntnis der entsprechenden pflegerischen Maßnahmen	☐	☐	☐	☐	☐
Durchführung der Krankenbeobachtung	☐	☐	☐	☐	☐
Kennen der Maßnahmen in einer Notfallsituation	☐	☐	☐	☐	☐
Kenntnis und Durchführung einzelner Prophylaxen	☐	☐	☐	☐	☐
Umgang mit Medikamenten	☐	☐	☐	☐	☐
Kenntnis der Wirkungsweise wesentlicher Medikamente	☐	☐	☐	☐	☐
Hilfestellung bei diagnostischen und therapeutischen Maßnahmen	☐	☐	☐	☐	☐
Umgang mit hygienischen Richtlinien	☐	☐	☐	☐	☐
Führen der Pflegedokumentation in Bezug auf fachliche Inhalte	☐	☐	☐	☐	☐
Erstellen von Pflegeplanungen	☐	☐	☐	☐	☐

Folgende Sozialkompetenzen sind zu beurteilen	**Soziale Kompetenz**				
	⊖		⇔		⊕
Anleitung zur Beschäftigung	☐	☐	☐	☐	☐
Hilfestellung bei psychischer Aktivierung	☐	☐	☐	☐	☐
Mithilfe bei schulischer Betreuung der Kinder	☐	☐	☐	☐	☐
Kommunikationsfähigkeit mit Eltern der Kinder	☐	☐	☐	☐	☐
Kooperationsfähigkeit mit anderen Pflegekräften und anderen Berufsgruppen	☐	☐	☐	☐	☐
Kooperationsfähigkeit mit Vorgesetzten	☐	☐	☐	☐	☐
Teamfähigkeit	☐	☐	☐	☐	☐
Konfliktfähigkeit	☐	☐	☐	☐	☐

Folgende Methodenkompetenzen sind zu beurteilen	**Methodenkompetenz**				
	⊖		⇔		⊕
Wahrnehmungsfähigkeit im Bereich Krankenbeobachtung	☐	☐	☐	☐	☐
Urteilsfähigkeit, richtiges Einschätzen einzelner Situationen	☐	☐	☐	☐	☐
Problemlösungsfähigkeit	☐	☐	☐	☐	☐
Erkennt Wesentliches, erkennt Zusammenhänge und reagiert angemessen	☐	☐	☐	☐	☐
Weitergabe wesentlicher Informationen	☐	☐	☐	☐	☐
Dokumentiert korrekt und vollständig	☐	☐	☐	☐	☐

Folgende persönliche Kompetenzen sind zu beurteilen	**Selbstkompetenz**				
	⊖		⇔		⊕
Reflexionsfähigkeit der eigenen Handlungsweise	☐	☐	☐	☐	☐
Reflexionsfähigkeit eigener Verhaltensweisen	☐	☐	☐	☐	☐
Erkennen der eigenen psychischen und körperlichen Belastungsgrenzen und angemessene Reaktion	☐	☐	☐	☐	☐

Abb. 3.9 Beurteilungskriterien Kinderkrankenpflege.

Exemplarische Beurteilungskriterien für den Operationsdienst

Folgende Fachkompetenzen sind zu beurteilen	Fachkompetenz				
	⊖		⇔		⊕
Kenntnis und korrekte Umgehensweise mit dem eigenen Kompetenzbereich	☐	☐	☐	☐	☐
Kennen der Maßnahmen in einer Notfallsituation	☐	☐	☐	☐	☐
Anatomische Fachkenntnisse	☐	☐	☐	☐	☐
Kenntnisse im Bereich der Instrumentenkunde und -pflege	☐	☐	☐	☐	☐
Kenntnisse im Bereich der Materialkunde	☐	☐	☐	☐	☐
Aktueller Wissensstand zu den einzelnen Operationstechniken	☐	☐	☐	☐	☐
Umgehensweise mit Instrumenten, Material und Geräten während der Operation	☐	☐	☐	☐	☐
Situationsgerechtes Instrumentieren	☐	☐	☐	☐	☐
Durchführung spezieller Vorbereitungen zu einzelnen Operationen	☐	☐	☐	☐	☐
Kenntnis und Durchführung spezieller Lagerungstechniken	☐	☐	☐	☐	☐
Durchführung einzelner Verbandtechniken	☐	☐	☐	☐	☐
Umgang mit hygienischen Richtlinien	☐	☐	☐	☐	☐
Durchführung von Springertätigkeit	☐	☐	☐	☐	☐
Führen der Dokumentation für den Operationsbereich	☐	☐	☐	☐	☐

Folgende Sozialkompetenzen sind zu beurteilen	Soziale Kompetenz				
	⊖		⇔		⊕
Kommunikationsfähigkeit mit Patienten	☐	☐	☐	☐	☐
Kooperationsfähigkeit mit anderen Pflegekräften	☐	☐	☐	☐	☐
Kooperationsfähigkeit mit anderen Berufsgruppen	☐	☐	☐	☐	☐
Kooperationsfähigkeit mit Vorgesetzten	☐	☐	☐	☐	☐
Bereitschaft zu teamorientiertem Arbeiten	☐	☐	☐	☐	☐
Konzentrationsfähigkeit in Bezug auf den Operationsverlauf	☐	☐	☐	☐	☐
Konfliktfähigkeit	☐	☐	☐	☐	☐

Folgende Methodenkompetenzen sind zu beurteilen	Methodenkompetenz				
	⊖		⇔		⊕
Aufmerksamkeit/Konzentration während des Operationsverlaufs	☐	☐	☐	☐	☐
Wahrnehmungsfähigkeit zu Geschehnissen im Operationsverlauf	☐	☐	☐	☐	☐
Urteilsfähigkeit, richtiges Einschätzen einzelner Situationen	☐	☐	☐	☐	☐
Entscheidungsfähigkeit: entscheidet verantwortungsbewusst, den jeweiligen Situationen entsprechend	☐	☐	☐	☐	☐
Problemlösungsfähigkeit dem auftretenden Problem entsprechend zum Wohle der Patienten	☐	☐	☐	☐	☐
Erkennt Zusammenhänge und handelt entsprechend	☐	☐	☐	☐	☐

Folgende persönliche Kompetenzen sind zu beurteilen	Selbstkompetenz				
	⊖		⇔		⊕
Reflexionsfähigkeit der eigenen Handlungsweise	☐	☐	☐	☐	☐
Reflexionsfähigkeit eigener Verhaltensweisen	☐	☐	☐	☐	☐
Erkennen der eigenen psychischen und körperlichen Belastungsgrenzen und angemessene Reaktion	☐	☐	☐	☐	☐

Abb. 3.10 Beurteilungskriterien Operationsdienst.

Die Fachweiterbildung in der Intensiv- und Anästhesiepflege dauert berufsbegleitend zwei Jahre. Während der Weiterbildung lernen die Pflegenden die besonderen Aufgaben und Anforderungen der Anästhesie- und Intensivpflege kennen, sodass sie anschließend über ein breites Fach- und Erfahrungswissen verfügen.

In ➤ Abb. 3.11 werden Beurteilungskriterien für den Intensivpflegebereich genannt, die bewusst nur sehr allgemein beschrieben werden. Spezielle Kriterien im jeweiligen Arbeitsgebiet müssen ergänzt werden. Daher beziehen sich die Beurteilungskriterien auf die korrekte Umsetzung der Pflege, die in Pflegestandards und Standardpflegeplänen definiert sind. Eine editierbare Version eines kompletten Beurteilungsbogens und die Aufgaben im Einzelnen können im Internet ⊞ abgerufen werden.

3.4.9 Exemplarische Beurteilungskriterien für Stationsleitungen

Nach der dreijährigen Krankenpflegeausbildung muss eine Pflegefachkraft erst Berufserfahrung sammeln, bevor sie die Tätigkeit einer Stationsleitung anstrebt. Es ist von Vorteil, in verschiedenen Fachbereichen zu arbeiten, um unterschiedliche Führungsstile und die Vielfalt des Pflegemanagements kennenzulernen. Nach den Empfehlungen der Deutschen Krankenhausgesellschaft (DKG) sollten zwei Jahre Berufserfahrung vorliegen, bevor die Weiterbildung zur Stationsleitung begonnen wird. In der Weiterbildung werden neben Fachwissen auch methodische und soziale Kompetenzen erworben.

In ➤ Abb. 3.12 werden Beurteilungskriterien für Stationsleitungen genannt, die entsprechend ergänzt werden müssen. Eine editierbare Version eines kompletten Beurteilungsbogens und die Aufgaben im Einzelnen können im Internet ⊞ abgerufen werden.

3.4.10 Exemplarische Beurteilungskriterien für Abteilungsleitungen

Zum Abteilungsleiter qualifiziert sich, wer eine zweijährige Fachweiterbildung zur Pflegedienstleitung oder ein abgeschlossenes Pflegemanagementstudium nachweisen kann. Abteilungsleitungen unterstützen in größeren Krankenhäusern die Pflegedienstleitung bei ihren vielfältigen Managementaufgaben.

Die Beurteilungskriterien in ➤ Abb. 3.13 müssen jeweils individuell auf die hausinternen Aufgaben einer Abteilungsleitung abgestimmt werden und sind abhängig von den gültigen Zielvereinbarungen. Nur dann können sie eine Hilfestellung bei der Beurteilung einer Abteilungsleitung sein. Eine editierbare Version des Beurteilungsbogens sowie ein Überblick über die Aufgaben einer Abteilungsleitung stehen als Download ⊞ zur Verfügung.

Exemplarische Beurteilungskriterien Intensivpflege

Folgende Fachkompetenzen sind zu beurteilen	Fachkompetenz				
	⊖		⇔		⊕
Kenntnis und korrekte Umgehensweise mit dem eigenen Kompetenzbereich	☐	☐	☐	☐	☐
Aktueller Wissensstand zu den einzelnen Krankheitsbildern	☐	☐	☐	☐	☐
Kenntnis und Durchführung der entsprechenden pflegerischen Maßnahmen	☐	☐	☐	☐	☐
Durchführung der allgemeinen Pflege nach vorhandenen Pflegestandards	☐	☐	☐	☐	☐
Durchführung der speziellen Pflege nach vorhandenen Pflegestandards	☐	☐	☐	☐	☐
Durchführung einzelner Überwachungsmaßnahmen	☐	☐	☐	☐	☐
Wissensstand zu einzelnen Überwachungsparametern	☐	☐	☐	☐	☐
Wissensstand zum Notfallmanagement	☐	☐	☐	☐	☐
Wissensstand zu Medikamenten und deren Wirkungsweisen	☐	☐	☐	☐	☐
Wissensstand zum Umgang mit Infusionen	☐	☐	☐	☐	☐
Wissensstand zum Umgang mit enteralen Ernährungsformen	☐	☐	☐	☐	☐
Fachgerechte Betreuung beatmeter Patienten	☐	☐	☐	☐	☐
Fachgerechter Umgang mit Geräten	☐	☐	☐	☐	☐
Umgang mit hygienischen Richtlinien	☐	☐	☐	☐	☐
Führen der Pflegedokumentation	☐	☐	☐	☐	☐
Erstellen von individuellen Pflegeplanungen	☐	☐	☐	☐	☐

Folgende Sozialkompetenzen sind zu beurteilen	Soziale Kompetenz				
	⊖		⇔		⊕
Kommunikationsfähigkeit mit Patienten und Angehörigen	☐	☐	☐	☐	☐
Spezielle psychische Betreuung der Intensivpatienten	☐	☐	☐	☐	☐
Kommunikationsfähigkeit mit Teammitgliedern	☐	☐	☐	☐	☐
Kommunikationsfähigkeit mit anderen Berufsgruppen	☐	☐	☐	☐	☐
Kooperationsfähigkeit mit anderen Pflegekräften	☐	☐	☐	☐	☐
Kooperationsfähigkeit mit anderen Berufsgruppen	☐	☐	☐	☐	☐
Kooperationsfähigkeit mit Vorgesetzten	☐	☐	☐	☐	☐
Teamfähigkeit	☐	☐	☐	☐	☐
Konfliktfähigkeit	☐	☐	☐	☐	☐

Folgende Methodenkompetenzen sind zu beurteilen	Methodenkompetenz				
	⊖		⇔		⊕
Wahrnehmungsfähigkeit im Bereich Krankenbeobachtung	☐	☐	☐	☐	☐
Urteilsfähigkeit, richtiges Einschätzen einzelner Situationen	☐	☐	☐	☐	☐
Entscheidungsfähigkeit: entscheidet verantwortungsbewusst, den jeweiligen Situationen entsprechend	☐	☐	☐	☐	☐
Problemlösungsfähigkeit zum Wohle der Patienten	☐	☐	☐	☐	☐
Erkennt Zusammenhänge und handelt entsprechend	☐	☐	☐	☐	☐
Weitergabe wesentlicher Informationen/Dienstübergabe	☐	☐	☐	☐	☐

Folgende persönliche Kompetenzen sind zu beurteilen	Selbstkompetenz				
	⊖		⇔		⊕
Reflexionsfähigkeit der eigenen Handlungsweise	☐	☐	☐	☐	☐
Reflexionsfähigkeit eigener Verhaltensweisen	☐	☐	☐	☐	☐
Erkennen der eigenen psychischen und körperlichen Belastungsgrenzen und angemessene Reaktion	☐	☐	☐	☐	☐

Abb. 3.11 Beurteilungskriterien Intensivpflege.

Exemplarische Beurteilungskriterien Stationsleitungen

Folgende Fachkompetenzen sind zu beurteilen	Fachkompetenz				
	⊖		⇔		⊕
Kenntnis und korrekte Umgehensweise mit dem eigenen Kompetenzbereich	☐	☐	☐	☐	☐
Aktuelles Fachwissen in der Pflege	☐	☐	☐	☐	☐
Umsetzung aktueller pflegerischer Erkenntnisse, Einbeziehen nationaler Expertenstandards (DNQP)	☐	☐	☐	☐	☐
Wissensstand zur Qualitätssicherung	☐	☐	☐	☐	☐
Persönlicher Einsatz zur Umsetzung von Qualitätssicherungsmaßnahmen	☐	☐	☐	☐	☐
Wissensstand zu rechtlichen Bestimmungen	☐	☐	☐	☐	☐
Anforderungsgerechte Dienstplangestaltung	☐	☐	☐	☐	☐
Wissensstand zur Krankenhausbetriebslehre und Budgetverantwortlichkeit	☐	☐	☐	☐	☐
Selbstständige Verwaltung des Stationsbudgets	☐	☐	☐	☐	☐

Folgende Sozialkompetenzen sind zu beurteilen	Soziale Kompetenz				
	⊖		⇔		⊕
Kommunikationsfähigkeit mit Patienten und Angehörigen	☐	☐	☐	☐	☐
Kommunikationsfähigkeit mit Stationsmitarbeitern und Vorgesetzten	☐	☐	☐	☐	☐
Kommunikationsfähigkeit und Kooperationsfähigkeit mit anderen Berufsgruppen	☐	☐	☐	☐	☐
Kooperationsfähigkeit mit Stationsmitarbeitern	☐	☐	☐	☐	☐
Kooperationsfähigkeit mit Vorgesetzten	☐	☐	☐	☐	☐
Integrationsfähigkeit in Bezug auf Gruppenprozesse	☐	☐	☐	☐	☐
Vertreten der Mitarbeiter und der Station nach außen	☐	☐	☐	☐	☐
Konfliktfähigkeit	☐	☐	☐	☐	☐
Umgehensweise mit Kritik	☐	☐	☐	☐	☐

Folgende Methodenkompetenzen sind zu beurteilen	Methodenkompetenz				
	⊖		⇔		⊕
Wahrnehmungsfähigkeit zu Geschehnissen im Stationsbetrieb	☐	☐	☐	☐	☐
Urteilsfähigkeit, richtiges Einschätzen einzelner Situationen	☐	☐	☐	☐	☐
Situationsgerechte und verantwortungsbewusste Entscheidungsfähigkeit	☐	☐	☐	☐	☐
Selbstständige Problemlösungsfähigkeit	☐	☐	☐	☐	☐
Erkennt Zusammenhänge und handelt entsprechend	☐	☐	☐	☐	☐
Informationsweitergabe an Teammitglieder	☐	☐	☐	☐	☐
Informationsweitergabe an Vorgesetzte	☐	☐	☐	☐	☐
Initiative zur eigenen Fort- und Weiterbildung	☐	☐	☐	☐	☐
Unterstützung und Beratung der Mitarbeiter bei Fort- und Weiterbildung	☐	☐	☐	☐	☐
Anwendung von Gesprächsführungs- und Moderationstechniken	☐	☐	☐	☐	☐
Kennt Wissensstand der Mitarbeiter und kann Tätigkeit entsprechend delegieren	☐	☐	☐	☐	☐
Umgehensweise mit Mitarbeiterbeurteilungen	☐	☐	☐	☐	☐

Folgende persönliche Kompetenzen sind zu beurteilen	Selbstkompetenz				
	⊖		⇔		⊕
Reflexionsfähigkeit der eigenen Handlungsweise	☐	☐	☐	☐	☐
Reflexionsfähigkeit eigener Verhaltensweisen	☐	☐	☐	☐	☐
Erkennen der eigenen psychischen und körperlichen Belastungsgrenzen und angemessene Reaktion	☐	☐	☐	☐	☐

Abb. 3.12 Beurteilungskriterien Stationsleitung.

Exemplarische Beurteilungskriterien Abteilungsleitung

Folgende Fachkompetenzen sind zu beurteilen	Fachkompetenz				
	⊖		⇔		⊕
Kenntnis und korrekte Umgehensweise mit dem eigenen Kompetenzbereich	☐	☐	☐	☐	☐
Wissensstand zur Qualitätssicherung	☐	☐	☐	☐	☐
Persönlicher Einsatz zur Umsetzung von Qualitätssicherungsmaßnahmen	☐	☐	☐	☐	☐
Gestaltung der Ablauforganisation im Abteilungsbereich	☐	☐	☐	☐	☐
Wissensstand zu rechtlichen Bestimmungen	☐	☐	☐	☐	☐
Umgang mit dem Bereich Personalmanagement	☐	☐	☐	☐	☐
Planung und Umsetzung von Fortbildungsmaßnahmen in der Abteilung	☐	☐	☐	☐	☐
Wissensstand zu Krankenhausbetriebslehre und Budgetverantwortlichkeit	☐	☐	☐	☐	☐
Selbstständige Verwaltung des Abteilungsbudgets	☐	☐	☐	☐	☐

Folgende Sozialkompetenzen sind zu beurteilen	Soziale Kompetenz				
	⊖		⇔		⊕
Kommunikationsfähigkeit mit Mitarbeitern der Abteilung	☐	☐	☐	☐	☐
Kommunikationsfähigkeit mit Vorgesetzten	☐	☐	☐	☐	☐
Kommunikationsfähigkeit und Kooperationsfähigkeit mit anderen Berufsgruppen	☐	☐	☐	☐	☐
Kooperationsfähigkeit mit anderen Abteilungen, z. B. Krankenpflegeschule	☐	☐	☐	☐	☐
Kooperationsfähigkeit mit Vorgesetzten	☐	☐	☐	☐	☐
Vertreten der Mitarbeiter und der Abteilung nach außen	☐	☐	☐	☐	☐
Durchsetzungsvermögen	☐	☐	☐	☐	☐
Konfliktfähigkeit	☐	☐	☐	☐	☐
Umgehensweise mit Kritik	☐	☐	☐	☐	☐

Folgende Methodenkompetenzen sind zu beurteilen	Methodenkompetenz				
	⊖		⇔		⊕
Wahrnehmungsfähigkeit zu Geschehnissen in der Abteilung	☐	☐	☐	☐	☐
Urteilsfähigkeit, richtiges Einschätzen einzelner Situationen	☐	☐	☐	☐	☐
Situationsgerechte und verantwortungsbewusste Entscheidungsfähigkeit	☐	☐	☐	☐	☐
Selbstständige Problemlösungsfähigkeit	☐	☐	☐	☐	☐
Erkennt Zusammenhänge im Gesamtbetrieb und handelt entsprechend	☐	☐	☐	☐	☐
Informationsweitergabe an Mitarbeiter der Abteilung	☐	☐	☐	☐	☐
Informationsaustausch mit Vorgesetzten	☐	☐	☐	☐	☐
Initiative zur eigenen Fort- und Weiterbildung	☐	☐	☐	☐	☐
Unterstützung und Beratung der Mitarbeiter bei Fort- und Weiterbildung	☐	☐	☐	☐	☐
Anwendung von Gesprächsführungs- und Moderationstechniken	☐	☐	☐	☐	☐
Vorgehensweise bei Einstellungen und Entlassungen	☐	☐	☐	☐	☐
Kennt Wissensstand der Mitarbeiter und kann sie entsprechend beurteilen	☐	☐	☐	☐	☐
Umgehensweise mit Mitarbeiterbeurteilungen	☐	☐	☐	☐	☐

Folgende persönliche Kompetenzen sind zu beurteilen	Selbstkompetenz				
	⊖		⇔		⊕
Reflexionsfähigkeit der eigenen Handlungsweise	☐	☐	☐	☐	☐
Reflexionsfähigkeit eigener Verhaltensweisen	☐	☐	☐	☐	☐
Erkennen der eigenen psychischen und körperlichen Belastungsgrenzen und angemessene Reaktion	☐	☐	☐	☐	☐

Abb. 3.13 Beurteilungskriterien Abteilungsleitung.

3.4.11 Exemplarische Beurteilungskriterien für Praxisanleiter

Die praktische Unterweisung von Auszubildenden wurde bisher in den meisten Krankenhäusern an das Pflegepersonal vor Ort delegiert. Zwar gehört es in den Aufgabenbereich von Pflegefachkräften, Auszubildende anzuleiten, doch sind sie neben ihrer Pflegetätigkeit und den knappen Personalressourcen häufig mit dieser Aufgabe überfordert. Die Ausbildung der Pflegeschüler lief oft nebenbei ab und häufig nicht zielgerichtet im Sinne der Auszubildenden und der Krankenpflegeschule. Für viele Schüler war eine gute praktische Anleitung daher Glückssache.

In der Ausbildungs- und Prüfungsverordnung für die Berufe der Krankenpflege (KrPflAPrV) vom 10. November 2003 wird in § 2 Abs. 2 festgelegt, dass Einrichtungen, die an der praktischen Ausbildung beteiligt sind, die Praxisanleitung durch geeignete Fachkräfte sicherstellen müssen. Die Schüler sollen schrittweise an die Wahrnehmung der beruflichen Aufgaben herangeführt werden. Die Praxisanleiter, bisher oft auch Mentoren genannt, müssen examinierte Gesundheits- und Krankenpfleger sein, über eine Berufserfahrung von mindestens zwei Jahren verfügen und eine berufspädagogische Zusatzqualifikation von mindestens 200 Stunden nachweisen. Diese Praxisanleiter sind zumeist Mitglied eines Stationsteams und werden für die praktische Schülerbegleitung nicht von ihrer originären Pflegetätigkeit freigestellt, sondern haben die Anleitungstätigkeit in ihren Arbeitsablauf zu integrieren.

Eine detaillierte Auflistung der Aufgaben und der Beurteilungsbogen (➤ Abb. 3.14) in einer editierbaren Version stehen als Download ⊞ zur Verfügung.

3.4.12 Exemplarische Beurteilungskriterien für Lehrer für Pflegeberufe

Examinierte Pflegekräfte können die Lehrbefähigung für Kranken- oder Altenpflegeschulen über ein achtsemestriges Studium zum Diplom-Pflegepädagogen an einer Fachhochschule erlangen.

Durch die veränderten gesetzlichen Grundlagen in den Ausbildungsbereichen der Alten- und Krankenpflege mussten die Schulen Ausbildungskonzepte erstellen, die die Förderung von SQ mit einbeziehen. So ist z. B. das Ausbildungsziel „Befähigung zur Beratung von Patienten bzw. Bewohnern und deren Angehörigen" für die Kranken- und Altenpflege neu. Entsprechend muss auch der Unterricht gestaltet werden. Wenn z. B. von einem Auszubildenden am Ende seiner Ausbildung die Methodenkompetenz „Problemlösungsfähigkeit" erwartet wird, müssen die Lehrmethoden auf dieses Lernziel ausgerichtet werden. Lehrer stellen dann die Aufgaben, stehen aber zur Lösung dieser Aufgaben eher als „Coach" zur Verfügung.

Eine detaillierte Auflistung der Aufgaben und eine editierbare Version des Beurteilungsbogens (➤ Abb. 3.15) stehen als Download ⊞ zur Verfügung.

Exemplarische Beurteilungskriterien Praxisanleiter

Folgende Fachkompetenzen sind zu beurteilen	Fachkompetenz				
	⊖		⇔		⊕
Kenntnis und korrekte Umgehensweise mit dem eigenen Kompetenzbereich	☐	☐	☐	☐	☐
Aktuelles Fachwissen in der direkten Pflege	☐	☐	☐	☐	☐
Wissensstand zu Pflegeplanung und Pflegedokumentation	☐	☐	☐	☐	☐
Umsetzung aktueller pflegerischer Erkenntnisse in Absprache mit Schule und Praxis	☐	☐	☐	☐	☐
Wissensstand zu Ausbildungs- und Prüfungsverordnung	☐	☐	☐	☐	☐
Korrekter Umgang mit dem Ausbildungskonzept der Krankenpflegeschule	☐	☐	☐	☐	☐
Selbstständige Planung und Durchführung von Praxisanleitungen	☐	☐	☐	☐	☐

Folgende Sozialkompetenzen sind zu beurteilen	Soziale Kompetenz				
	⊖		⇔		⊕
Kommunikationsfähigkeit mit Patienten und Angehörigen	☐	☐	☐	☐	☐
Kommunikationsfähigkeit mit Auszubildenden	☐	☐	☐	☐	☐
Kooperationsfähigkeit mit Stationsmitarbeitern und Lehrkräften	☐	☐	☐	☐	☐
Unterstützung der Auszubildenden im Praxiseinsatz	☐	☐	☐	☐	☐
Führen von Vorbereitungsgesprächen zu einzelnen Anleitungen	☐	☐	☐	☐	☐
Führen von Rückmeldungsgesprächen zu einzelnen Anleitungen	☐	☐	☐	☐	☐
Planung der Anleitungen in Zusammenarbeit mit Schule und Praxis	☐	☐	☐	☐	☐
Konzeptionelle Tätigkeit im Schulteam	☐	☐	☐	☐	☐
Konfliktfähigkeit	☐	☐	☐	☐	☐
Umgehensweise mit Kritik	☐	☐	☐	☐	☐

Folgende Methodenkompetenzen sind zu beurteilen	Methodenkompetenz				
	⊖		⇔		⊕
Wahrnehmungsfähigkeit zu Geschehnissen in der Anleitungssituation	☐	☐	☐	☐	☐
Urteilsfähigkeit, richtiges Einschätzen einzelner Situationen	☐	☐	☐	☐	☐
Situationsgerechte und verantwortungsbewusste Entscheidungsfähigkeit	☐	☐	☐	☐	☐
Selbstständige Problemlösungsfähigkeit	☐	☐	☐	☐	☐
Erkennen von Zusammenhängen, entsprechende Handlung	☐	☐	☐	☐	☐
Informationsweitergabe an Mitarbeiter der Krankenpflegeschule	☐	☐	☐	☐	☐
Informationsweitergabe an Auszubildende	☐	☐	☐	☐	☐
Informationsweitergabe an Mitarbeiter aus den Praxisfeldern	☐	☐	☐	☐	☐
Durchführung der Anleitungen unter pädagogischen Gesichtspunkten	☐	☐	☐	☐	☐
Sinnvoller Einsatz von Lern- und Lehrmitteln	☐	☐	☐	☐	☐
Umgehensweise mit Schülerbeurteilungen	☐	☐	☐	☐	☐
Anwendung von Gesprächsführungstechniken	☐	☐	☐	☐	☐
Initiative zur eigenen Fort- und Weiterbildung	☐	☐	☐	☐	☐

Folgende persönliche Kompetenzen sind zu beurteilen	Selbstkompetenz				
	⊖		⇔		⊕
Reflexionsfähigkeit der eigenen Handlungsweise	☐	☐	☐	☐	☐
Reflexionsfähigkeit eigener Verhaltensweisen	☐	☐	☐	☐	☐
Erkennen der eigenen psychischen und körperlichen Belastungsgrenzen und angemessene Reaktion	☐	☐	☐	☐	☐

Abb. 3.14 Beurteilungskriterien Praxisanleiter.

Exemplarische Beurteilungskriterien für Lehrer für Pflegeberufe

Folgende Fachkompetenzen sind zu beurteilen	Fachkompetenz ⊖		⟺		⊕
Kenntnis und korrekte Umgehensweise mit dem eigenen Kompetenzbereich	☐	☐	☐	☐	☐
Aktuelles Fachwissen zur Krankenpflege	☐	☐	☐	☐	☐
Wissensstand zu Pflegetheorie und Pflegewissenschaft	☐	☐	☐	☐	☐
Wissensstand zu Pflegeplanung und Pflegedokumentation	☐	☐	☐	☐	☐
Pädagogisches Fachwissen	☐	☐	☐	☐	☐
Wissenstand zu Ausbildungs- und Prüfungsverordnung	☐	☐	☐	☐	☐
Umgehensweise mit dem Ausbildungskonzept der Krankenpflegeschule	☐	☐	☐	☐	☐
Koordination der dreijährigen Ausbildung	☐	☐	☐	☐	☐
Selbstständige Planung und Durchführung von Praxisanleitungen	☐	☐	☐	☐	☐
Selbstständige Planung und Durchführung von praktischen Prüfungen	☐	☐	☐	☐	☐
Selbstständige Planung und Durchführung von Lernzielkontrollen	☐	☐	☐	☐	☐
Selbstständige Planung und Durchführung von theoretischen Prüfungen	☐	☐	☐	☐	☐

Folgende Sozialkompetenzen sind zu beurteilen	Soziale Kompetenz ⊖		⟺		⊕
Kommunikationsfähigkeit mit Auszubildenden	☐	☐	☐	☐	☐
Kommunikationsfähigkeit und Kooperationsfähigkeit mit anderen Lehrkräften und Schulleitung	☐	☐	☐	☐	☐
Kommunikationsfähigkeit und Kooperationsfähigkeit mit Fachdozenten	☐	☐	☐	☐	☐
Kommunikationsfähigkeit und Kooperationsfähigkeit mit Praxisanleitern	☐	☐	☐	☐	☐
Kooperationsfähigkeit mit Stationsmitarbeitern und Pflegedienstleitung	☐	☐	☐	☐	☐
Betreuung der Auszubildenden während der gesamten Ausbildung	☐	☐	☐	☐	☐
Integrationsfähigkeit in Bezug auf Gruppenprozesse	☐	☐	☐	☐	☐
Führen von ausbildungsbezogenen Gesprächen mit einzelnen Schülern	☐	☐	☐	☐	☐
Führen von Rückmeldungsgesprächen mit einzelnen Schülern	☐	☐	☐	☐	☐
Planung und Durchführung von Anleitungen im Praxisbereich	☐	☐	☐	☐	☐
Konzeptionelle Tätigkeit im Schulteam	☐	☐	☐	☐	☐
Konfliktfähigkeit im Schulteam	☐	☐	☐	☐	☐
Umgehensweise mit Kritik	☐	☐	☐	☐	☐

Folgende Methodenkompetenzen sind zu beurteilen	Methodenkompetenz ⊖		⟺		⊕
Wahrnehmungsfähigkeit zu Geschehnissen in der Ausbildungsgruppe	☐	☐	☐	☐	☐
Situationsgerechte und verantwortungsbewusste Entscheidungsfähigkeit	☐	☐	☐	☐	☐
Selbstständige Problemlösungsfähigkeit	☐	☐	☐	☐	☐
Informationsweitergabe an Mitarbeiter	☐	☐	☐	☐	☐
Sinnvoller Einsatz von Lern- und Lehrmitteln	☐	☐	☐	☐	☐
Initiative zur eigenen Fort- und Weiterbildung	☐	☐	☐	☐	☐

Folgende persönliche Kompetenzen sind zu beurteilen	Selbstkompetenz ⊖		⟺		⊕
Reflexionsfähigkeit der eigenen Handlungsweise	☐	☐	☐	☐	☐
Reflexionsfähigkeit eigener Verhaltensweisen	☐	☐	☐	☐	☐
Erkennen der eigenen psychischen und körperlichen Belastungsgrenzen und angemessene Reaktion	☐	☐	☐	☐	☐

Abb. 3.15 Beurteilungskriterien Lehrer für Pflegeberufe.

3.5 Formulierungshilfen zur Beurteilung von Schlüsselqualifikationen und Persönlichkeitsmerkmalen

In diesem Kapitel findet der Beurteiler Formulierungshilfen für Pflegekräfte in der Alten- und Krankenpflege sowie für Mitarbeiter aus der mittleren Leitungsebene, die von den Autoren entwickelt wurden. Ergänzend können die jeweiligen exemplarischen Beurteilungskriterien aus ➤ Kap. 3.4 herangezogen werden. Unter Umständen wird eine Erweiterung der Formulierungen je nach Fachbereich und Position des Stelleninhabers notwendig. Die Formulierungshilfen können auch genutzt werden, wenn bei Auszubildenden eine freie Formulierung der Leistungsbeschreibung erforderlich ist. Die Formulierungshilfen (➤ Tab. 3.3 und ➤ Tab. 3.4) stehen auch als editierbare Onlineversion ✚ zur Verfügung.

Die Leistungseinstufung erfolgt nach dem im Beurteilungswesen üblichen Maßstab: sehr gut – gut – befriedigend – ausreichend – mangelhaft.

Die Formulierungen müssen mit den tatsächlich erbrachten Leistungen übereinstimmen. Verklausulierte Formulierungen sollen nicht verwendet werden, da diese den Eindruck verzerren und Interpretationen zulassen, die vom Beurteiler eventuell nicht beabsichtigt sind.

! MERKE

Eine verklausulierte Beurteilungssprache vermittelt einem Beurteilten unter Umständen den Eindruck, dass die Beurteilung nicht seinen tatsächlichen Leistungen entspricht, da er die Fachsprache nicht versteht und Kritik ggf. nicht erkennt. So wird dem Mitarbeiter die Möglichkeit genommen, angemessen auf seine Beurteilung zu reagieren.

3.5.1 Formulierungshilfen für die Beurteilung von Pflegefachkräften

Die Formulierungshilfen in ➤ Tab. 3.3 und ➤ Tab. 3.4 beziehen sich auf die körperliche Belastbarkeit, Pflichtgefühl und Verantwortungsbewusstsein sowie die soziale Kompetenz, Methoden- und Fachkompetenz.

Tab. 3.3 Formulierungshilfen für die Beurteilung von Belastbarkeit, Pflichtgefühl und Verantwortungsbewusstsein

Bewertung	Belastbarkeit	Pflichtgefühl und Verantwortungsbewusstsein
Sehr gut (+++)	• jederzeit sehr gut belastbar • ist körperlich und psychisch auch sehr hohen Anforderungen gewachsen • ist auch den nicht vorhersehbaren Situationen voll gewachsen • bleibt auch bei stark wechselnder Beanspruchung ruhig und gelassen	• handelt sehr gewissenhaft • arbeitet jederzeit sorgfältig, kontrolliert und berichtigt selbstständig die Arbeit • zeichnet sich durch eine gewissenhafte Arbeitsweise aus • übernimmt volle Verantwortung für seinen Arbeitsbereich • ist bereit, auch in schwierigen Situationen Verantwortung zu übernehmen • ist in höchstem Maße zuverlässig
Gut (++)	• ist gut belastbar • ist körperlich und psychisch auch hohen Anforderungen gewachsen • bleibt auch bei wechselnder Beanspruchung ruhig und gelassen • ist auch unter Zeitdruck zuverlässig	• erledigt Arbeit sorgfältig und gewissenhaft • kontrolliert Arbeit sorgfältig • übernimmt Verantwortung für seinen Arbeitsbereich • handelt zuverlässig
Befriedigend (±)	• gleichmäßig belastbar • ist bei kurzzeitig erhöhtem Arbeitsanfall zuverlässig • ist körperlich und psychisch den Anforderungen gewachsen	• erledigt Arbeit ordentlich • ist sorgfältig • übernimmt Verantwortung für einzelne Aufgaben und bewältigt diese zuverlässig
Ausreichend (–)	• wenig belastbar • ermüdet schnell • ist belastenden Tätigkeiten nur begrenzt gewachsen • Leistungsfähigkeit lässt unter Anspannung nach • reagiert bei stärkerer Belastung unruhig und nervös	• arbeitet ungenau; arbeitet oberflächlich • bemüht sich, Fehler nicht zu wiederholen • arbeitet nach Anweisung fehlerfrei • kann selbstständig nur wenig Verantwortung übernehmen
Mangelhaft (– –)	• dekompensiert bei starken Belastungen • ist nicht ausdauernd • ist belastenden Tätigkeiten kaum gewachsen • reagiert bei Belastung reizbar und nervös	• arbeitet flüchtig • arbeitet nachlässig • ist unzuverlässig • arbeitet fehlerhaft • ist schwer belehrbar, ist Belehrungen gegenüber unzugänglich

Tab. 3.4 Formulierungshilfen für die Beurteilung von Pflegepersonal

Bewertung	Fachkompetenz	Soziale Kompetenz	Methodenkompetenz
Sehr gut (+++)	• besitzt sehr gutes Fachwissen • besitzt hervorragendes Fachwissen • ist fachlich sehr kompetent • verfügt über ein hervorragendes Erfahrungswissen • beherrscht sicher und vollkommen den eigenen Arbeitsbereich	• ist immer in der Lage, den eigenen Standpunkt sachlich zu vertreten • kann sich klar und deutlich artikulieren • reagiert auf Kritik sachlich und wertet diese positiv für sich • übt sachliche und konstruktive Kritik • reflektiert immer eigene Verhaltensweisen und korrigiert diese selbstständig • kann sehr gut mit Kollegen und Patienten umgehen • verhält sich Patienten gegenüber einfühlsam, taktvoll • bezieht die psychische Verfassung der Patienten in die Kommunikationsform ein • ist immer bereit, zum Wohle der Patienten mit anderen Berufsgruppen und Kollegen zu kooperieren • hat eine positive Einstellung zur Zusammenarbeit mit anderen Teamangehörigen • arbeitet sehr gut mit Vorgesetzten zusammen	• löst selbstständig auch schwierigste Fachprobleme • ist unvorhersehbaren Problemen immer gewachsen • erfasst schnell und sicher • informiert sich immer über den Zustand der Patienten • erkennt immer Zusammenhänge und kann angemessen und verantwortungsbewusst handeln • dokumentiert immer einwandfrei und fachlich korrekt • ist sehr gut in der Lage, Wesentliches von Unwesentlichem zu trennen • gibt Informationen immer korrekt weiter
Gut (++)	• besitzt gutes und fundiertes Fachwissen • ist fachlich kompetent • bewältigt die Aufgaben selbstständig und sicher • beherrscht sicher und selbstständig den eigenen Fachbereich	• ist in der Lage, den eigenen Standpunkt zu vertreten • ist aufgeschlossen gegenüber Kritik • kritisiert sehr sachlich • reflektiert und korrigiert die eigenen Verhaltensweisen • kann gut mit Patienten und Kollegen umgehen, verhält sich Patienten gegenüber fürsorglich und achtsam • kann sich deutlich artikulieren • kooperiert gut mit anderen Berufsgruppen und Kollegen • arbeitet mit Kollegen und Vorgesetzten gut zusammen • verhält sich gegenüber Vorgesetzten freundlich und korrekt	• löst Fachprobleme selbstständig • ist unvorhersehbaren Problemen gewachsen • nimmt Veränderungen an Patienten aufmerksam wahr • erkennt Zusammenhänge und kann angemessen und verantwortungsbewusst handeln • dokumentiert einwandfrei und fachlich korrekt • gibt Informationen korrekt weiter

Tab. 3.4 Formulierungshilfen für die Beurteilung von Pflegepersonal (Forts.)

Bewertung	Fachkompetenz	Soziale Kompetenz	Methodenkompetenz
Befriedigend (±)	• besitzt durchschnittlich gute Fachkenntnisse • beherrscht die Aufgabenstellungen des Fachgebiets • verfügt über befriedigendes Fachwissen • verfügt über praktische und theoretische Fachkenntnisse	• vertritt überwiegend den eigenen Standpunkt • respektiert Kritik • kritisiert sachlich • ist überwiegend bereit, eigene Verhaltensweisen zu reflektieren und diese zu korrigieren • kann Kontakt zu Patienten und Kollegen herstellen • verhält sich Patienten gegenüber freundlich • kann mit Kollegen und anderen Berufsgruppen zusammenarbeiten • ist anpassungsfähig und hilfsbereit	• löst Fachprobleme überwiegend selbstständig • ist den auftretenden Problemen überwiegend gewachsen • registriert Veränderungen beim Patienten und gibt diese korrekt weiter • trifft angemessene Entscheidungen • erkennt Zusammenhänge • dokumentiert alle Informationen vollständig • gibt alle Informationen weiter
Ausreichend (–)	• benötigt Orientierungshilfen • das fachliche Können entspricht nicht vollständig den Anforderungen • verfügt über ausreichendes Fachwissen • benötigt fachliche Hilfe	• vertritt nicht ausreichend den eigenen Standpunkt • bemüht sich, Kritik anzunehmen • kritisiert nicht immer sachlich • ist nicht immer bereit, eigene Verhaltens- und Handlungsweisen ausreichend zu reflektieren • ist ausreichend teamfähig • ist im Umgang mit Patienten ängstlich und zurückhaltend • ist zur Zusammenarbeit bereit • ist überwiegend hilfsbereit	• benötigt bei der Lösung von Fachproblemen zeitweise Hilfe • ist den auftretenden Problemen mit Hilfestellung gewachsen • erkennt Veränderungen beim Patienten nicht immer umfassend • trifft überwiegend angemessene Entscheidungen • erkennt ausreichend Zusammenhänge • dokumentiert überwiegend vollständig • gibt Informationen überwiegend korrekt weiter

Tab. 3.4 Formulierungshilfen für die Beurteilung von Pflegepersonal (Forts.)

Bewertung	Fachkompetenz	Soziale Kompetenz	Methodenkompetenz
Mangelhaft (– –)	• verfügt über mangelhaftes Fachwissen • ist den Aufgabenstellungen fachlich nicht gewachsen • benötigt Hilfe bei der Bewältigung einfacher Aufgaben	• zieht sich zurück • reagiert empfindlich auf Kritik • ist kaum teamfähig • reagiert Patienten gegenüber wenig einfühlsam, ist unaufmerksam und wenig distanziert	• löst Probleme unzureichend • ist auftretenden Problemen meist nicht gewachsen • erkennt Veränderungen beim Patienten unvollständig • kann nur in geringem Umfang pflegerische Entscheidungen treffen • erkennt nur teilweise Zusammenhänge • dokumentiert nachlässig und unvollständig • gibt Informationen lückenhaft weiter

3.5.2 Formulierungshilfen für die Beurteilung von Mitarbeitern der mittleren Leitungsebene

Auch bei Stationsleitungen, Wohnbereichsleitungen oder verantwortlichen Pflegekräften in der ambulanten Pflege werden sowohl die körperliche Belastbarkeit, Pflichtgefühl und Verantwortungsbewusstsein als auch die Fachkompetenz beurteilt. Hierfür können die Formulierungsvorschläge der ➤ Tab. 3.3 und ➤ Tab. 3.4 herangezogen werden. Die Formulierungen zur Beurteilung der sozialen Kompetenz und der Methodenkompetenz (➤ Tab. 3.5, ebenfalls als editierbare Onlineversion ⊞ downloadbar) unterscheiden sich jedoch von den Formulierungshilfen der entsprechenden Kompetenzen von Pflegefachkräften.

Tab. 3.5 Formulierungshilfen für die Beurteilung von Mitarbeitern der mittleren Leitungsebene wie Stationsleitungen, Wohnbereichsleitungen, verantwortliche Pflegefachkräfte

Bewertung	Soziale Kompetenz	Methodenkompetenz
Sehr gut (+++)	• ist immer in der Lage, den eigenen Standpunkt klar und sachlich zu vertreten • kann sich klar und deutlich artikulieren • ist immer in der Lage, angemessen mit Mitarbeitern, Pflegebedürftigen und/oder Bewohnern und deren Bezugspersonen sowie mit Vertretern anderer Berufsgruppen zu kommunizieren • verhält sich Mitarbeitern gegenüber immer korrekt • schafft immer die nötigen organisatorischen Voraussetzungen für die zu bewältigenden Arbeiten • versteht es, Mitarbeiter für eine Aufgabe zu begeistern • versteht es, immer richtig zu delegieren • reagiert auf Kritik sachlich und wertet diese positiv für sich aus • übt sachliche und konstruktive Kritik • ist immer in der Lage, Gruppenprozesse zu steuern • ist immer bereit, zum Wohle der Pflegebedürftigen und/oder Bewohner mit anderen Berufsgruppen, Kollegen und Vorgesetzten zu kooperieren • hat eine positive Einstellung zur Zusammenarbeit mit anderen Teamangehörigen • arbeitet sehr gut mit Vorgesetzten zusammen • reflektiert immer eigene Verhaltensweisen und korrigiert diese selbstständig • bleibt in Stresssituationen immer ruhig und behält auch in schwierigen Situationen den Überblick • ist immer in der Lage, den eigenen Arbeitsbereich positiv zu vertreten • besitzt die Fähigkeit, die Mitarbeiter vor Vorgesetzten und anderen Berufsgruppen zu vertreten	• ist immer in der Lage, Situationen richtig einzuschätzen und zu beurteilen • löst selbstständig auch schwierigste organisatorische Probleme • ist unvorhersehbaren Problemen immer gewachsen • erfasst Neues schnell und sicher • vertritt immer die Belange der Mitarbeiter • ist immer in der Lage, Team- und Mitarbeiterprobleme zu erfassen und verantwortungsbewusste Entscheidungen zu treffen • erkennt immer Zusammenhänge und kann angemessen handeln • ist sehr gut in der Lage, wesentliche Informationen immer in richtiger Form an Mitarbeiter und Vorgesetzte weiterzugeben • fördert immer die Umsetzung des Pflegeleitbilds • unterstützt die Pflegedienstleitung immer effektiv bei der Umsetzung der Ziele

Tab. 3.5 Formulierungshilfen für die Beurteilung von Mitarbeitern der mittleren Leitungsebene wie Stationsleitungen, Wohnbereichsleitungen, verantwortliche Pflegefachkräfte (Forts.)

Bewertung	Soziale Kompetenz	Methodenkompetenz
Gut (++)	• ist in der Lage, den eigenen Standpunkt zu vertreten • kann sich deutlich artikulieren • kann gut mit Mitarbeitern, Pflegebedürftigen und/oder Bewohnern und deren Bezugspersonen sowie Vertretern anderer Berufsgruppen umgehen • verhält sich Mitarbeitern gegenüber korrekt • schafft die organisatorischen Voraussetzungen für die zu bewältigenden Aufgaben • delegiert Aufgaben situativ richtig • ist aufgeschlossen für Kritik • kritisiert sehr sachlich • ist in der Lage, Gruppenprozesse positiv zu beeinflussen • kooperiert gut mit anderen Berufsgruppen und Kollegen • arbeitet mit Kollegen und Vorgesetzten gut zusammen • reflektiert und korrigiert die eigenen Verhaltensweisen • bleibt in Stresssituationen ruhig und behält die Übersicht • kann den Arbeitsbereich gut nach außen vertreten	• ist stets in der Lage, Situationen richtig einzuschätzen und zu beurteilen • löst organisatorische Probleme selbstständig • ist den auftretenden Problemen gewachsen • erfasst Neues sicher und handelt angemessen • vertritt die Belange der Mitarbeiter • ist in der Lage, Team- und Mitarbeiterprobleme zu erfassen und entsprechende Entscheidungen zu treffen • erkennt Zusammenhänge und handelt entsprechend • kann wesentliche Informationen in richtiger Form an Mitarbeiter und Vorgesetzte weitergeben • fördert die Umsetzung des Pflegeleitbilds • unterstützt die Pflegedienstleitung effektiv bei der Umsetzung der Ziele
Befriedigend (±)	• ist in der Lage, den eigenen Standpunkt zu vertreten • nimmt Kritik an • kritisiert sachlich • kann mit Mitarbeitern, Pflegebedürftigen und/oder Bewohnern und deren Bezugspersonen sowie Vertretern anderer Berufsgruppen umgehen • verhält sich Pflegebedürftigen und/oder Bewohnern und deren Bezugspersonen gegenüber freundlich • arbeitet mit Kollegen und anderen Berufsgruppen zusammen • delegiert Aufgaben in angemessener Form • ist anpassungsfähig und hilfsbereit, hat Sinn für Gerechtigkeit und Verständnis für andere • ist überwiegend bereit, eigene Verhaltensweisen zu reflektieren und diese zu korrigieren • kann den Arbeitsbereich vertreten	• kann Situationen richtig einschätzen • bewältigt organisatorische Probleme • ist den auftretenden Problemen überwiegend gewachsen • nimmt Teamproblematiken wahr und reagiert angemessen • trifft überwiegend angemessene Entscheidungen • erkennt Zusammenhänge • gibt alle Informationen an Mitarbeiter oder Vorgesetzte weiter • fördert befriedigend die Umsetzung des Pflegeleitbilds • unterstützt in angemessener Form die Pflegedienstleitung bei der Umsetzung der Ziele

Tab. 3.5 Formulierungshilfen für die Beurteilung von Mitarbeitern der mittleren Leitungsebene wie Stationsleitungen, Wohnbereichsleitungen, verantwortliche Pflegefachkräfte (Forts.)

Bewertung	Soziale Kompetenz	Methodenkompetenz
Ausreichend (–)	• vertritt den eigenen Standpunkt ausreichend • delegiert nur selten • nimmt größtenteils Kritik an • hat Mühe, sich einzubringen • ist zur Zusammenarbeit bereit • ist nicht immer bereit, eigene Verhaltens- und Handlungsweisen ausreichend zu reflektieren	• kann Situationen überwiegend richtig einschätzen • löst organisatorische Probleme mit Hilfestellung • nimmt überwiegend Teamproblematiken wahr • trifft nicht immer angemessene Entscheidungen • erkennt Zusammenhänge in ausreichender Form • gibt Informationen unzuverlässig weiter • fördert ausreichend die Umsetzung des Pflegeleitbilds • ist bereit, die Pflegedienstleitung bei der Umsetzung der Ziele zu unterstützen
Mangelhaft (– –)	• kann sich nicht durchsetzen • reagiert empfindlich auf Kritik • kann sich nicht einbringen • handelt unachtsam • delegiert nur mangelhaft • reagiert ungerecht und voreingenommen • kann Arbeitsabläufe nicht planen und aufeinander abstimmen	• ist nicht in der Lage, organisatorische Probleme zu lösen • ist auftretenden Problemen nicht gewachsen • erkennt Probleme nur teilweise • kann keine Entscheidung treffen • erkennt Zusammenhänge mangelhaft • gibt Information nicht weiter, informiert mangelhaft • fördert nicht die Umsetzung des Pflegeleitbilds • zeigt nur wenig Interesse, die Pflegedienstleitung bei der Umsetzung der Ziele zu unterstützen

3

KAPITEL

4 Beurteilertraining

Beurteiler haben großen Bedarf, ihre Beurteilungspraxis regelmäßig zu reflektieren. Beurteilungsgespräche zu planen und nachzubesprechen und die damit verbundenen Konflikte und Rollenprobleme zu klären sind erfahrungsgemäß ihre Hauptanliegen in Supervisionsgruppen. Es ist daher wichtig, Beurteilern Kriterien und geeignete Instrumente an die Hand zu geben, die ihnen eine gründliche und zutreffende Beurteilung ermöglichen. Diese müssen für den Beurteilten transparent sein und Anfechtungen standhalten.

So ist die Idee eines Beurteilertrainings entstanden. Es soll Pflegefachkräften die Möglichkeit geben, einzelne Schritte der Beurteilung alleine, gemeinsam mit Kollegen oder mit Supervisoren zu vollziehen. Dabei ist auch berücksichtigt, dass im Zuge der aktuellen Veränderungen in der Pflege die Forderung besteht, die Mitarbeiterbeurteilung zu systematisieren.

Die vorgestellten Systematiken und Beurteilungsinstrumente können in sinnvoller Kombination die schwierige Arbeit des Beurteilers erleichtern. ➢ Abb. 4.1 veranschaulicht das schrittweise Vorgehen beim Erstellen einer Beurteilung. Dritte Personen, z. B. die Pflegedienstleitung oder ein Mitglied des Betriebs- oder Personalrats, müssen die Beurteilung nachvollziehen können.

! MERKE

Beim Erstellen einer Beurteilung ist vor allem die soziale und die methodische Kompetenz des Beurteilers gefordert (Kommunikationsfähigkeit, Systematik), die es überhaupt ermöglicht, ein Beurteilungsgespräch zu führen.

Eine den Leistungen des Mitarbeiters angemessene Beurteilung kann nur durch das harmonische Zusammenspiel einzelner Beurteilungsinstrumente entstehen, deshalb müssen diese gut aufeinander abgestimmt sein. Das bedeutet, dass Zielvereinbarungen, Stellenbeschreibungen und Beurteilungskriterien mit den Anforderungen des Arbeitsplatzes übereinstimmen müssen.

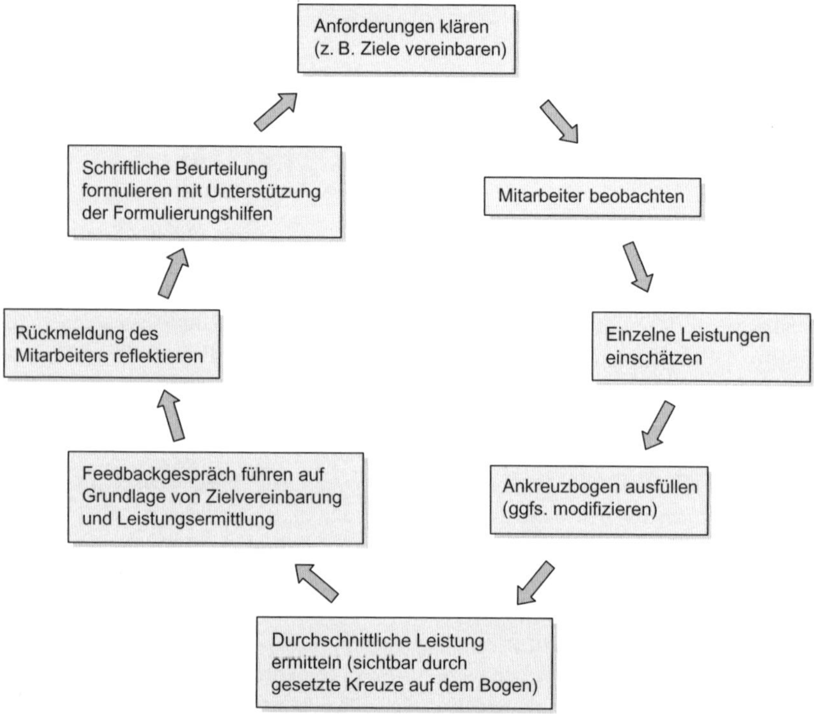

Abb. 4.1 Schritte zur Beurteilung.

4.1 Der Weg der Urteilsentstehung

Dieses Kapitel zeigt anhand eines Gesprächauszugs, wie aus der alltäglichen Ausdrucksweise im Gespräch eine systematische und strukturierte Beurteilung entwickelt werden kann. Den Weg dorthin kann jede beurteilende Pflegefachkraft selbst mithilfe des Buches nachvollziehen. Das folgende Interview, das die Autorin (A) mit einer Stationsleitung (SL) und ihrer Stellvertreterin (SV) zu Fragen der heutigen Beurteilerpraxis geführt hat, mag als Initialzündung für das Beurteilertraining dienen, entwickelt aus dem Arbeitsalltag der Pflege. Die darin enthaltenen Ansätze zur systematischen Beurteilung sind erkennbar. Die Inhalte des Kapitels werden auf dieser Grundlage entwickelt.

Auszug aus einem Interview

A: „Ich möchte euch einige Fragen zur Mitarbeiterbeurteilung stellen: Wie macht ihr das?"
SL: „Ich teile mir das in der Zusammenfassung ein und mache erst eine Leistungsbewertung, dann das Verhalten im Team."

A: „Nach welchen Kriterien beurteilt ihr denn die Persönlichkeit der Mitarbeiter?"
Stellvertreterin (SV): „Ich schätze das Verhalten den anderen Mitarbeitern und den Patienten gegenüber ein. Eigentliche Kriterien liegen nicht vor. Ich habe einen Eindruck von dem Mitarbeiter und bringe den zu Papier."
A: „Spielen SQ für eure Beurteilungen eine Rolle und wenn ja, welche?"
SL: „Wenn ich jemanden beurteile, den ich sehr gut beurteilen möchte, nimmt das einen großen Raum ein, ich erwähne alle SQ. Wenn eine Beurteilung schlecht wird, erwähne ich die SQ gar nicht erst, da diese nicht vorhanden sind. Dann sieht man, dass irgendetwas an der Beurteilung nicht in Ordnung ist. Ich schildere alles nur kurz und knapp. Das Verhalten anderen Mitarbeitern gegenüber z. B., was nach meiner Einschätzung auf eine Intensivstation gehört, ist, dass sie teamorientiert arbeiten und sich eben auch darum bemühen, dass sie ins Team mit eingebunden sind. Das ist für mich dann auch ein guter Mitarbeiter. Wenn einer jetzt sehr gut arbeitet, aber nie auf das Team Rücksicht nimmt, dann ist das für mich auch kein sehr guter Mitarbeiter mehr, weil das alles zusammenspielt. Denn allein die Arbeit macht es auch nicht, es gehört auch mit dazu, wie mit den Ärzten umgegangen wird, mit dem Pflegepersonal, mit den Patienten, mit den Besuchern. Und es gibt ja auch mal Mitarbeiter, die wirklich sehr gut arbeiten, aber das Feeling nicht haben, und dann ist das schon mal keine sehr gute Beurteilung mehr. Dann würde ich also rausstreichen, dass sie fachlich sehr qualifiziert sind, und das andere kaum erwähnen."
A: „Wenn die SQ nicht gut sind, dann lässt du sie also in der Beurteilung eher weg?"
SL: „Dann erwähne ich sie kaum."
SV: „Ich bemühe mich schon immer mehr, deutlich auszudrücken, was nicht in Ordnung ist."
A: „Aber da habt ihr eher die Tendenz, das nicht so stark zu erwähnen? Um den Mitarbeitern nicht zu schaden, oder weswegen?"
SV: „Ich glaube, das ist zum Teil auch Konfliktscheu, dass man keine Lust hat, sich mit den Beurteilten auseinanderzusetzen."
A: „Was sind denn aus eurer Sicht SQ, die Führungskräfte in der Pflege haben sollten?"
SL: „Eine Stationsleitung muss organisieren können, das ist ja wohl das Allerwichtigste. Sie muss Abstand halten und sich nicht einbeziehen lassen in alles Mögliche, Überblick bewahren."
A: „Woran erkennt man das, dass jemand das kann/hat?"
SL: „Ich gehe danach, wie ich das empfinde, nach meinen Kriterien ist das dann gut. Aber ist das denn richtig, wie ich denke? Also, wenn jemand eine Qualifikation nicht hat, dann bespreche ich mich mit B. und frage: Siehst du das auch so, oder?"
A: „Das ist der Grund dafür, unser Buch zu schreiben. Was bräuchtet ihr denn als Hilfsmittel, um die Persönlichkeitsbeurteilung besser hinzukriegen?"
SL: „Ich benutze ein Taschenbuch zur Personalbeurteilung. Da gucke ich mir auch Formulierungen an, z. B. den Punkt Pünktlichkeit. Aber da sind Punkte, die mir fehlen, die für die Pflege nicht anwendbar sind, z. B. zum Umgang mit Patienten steht darin natürlich nichts. Und das ist auch wichtig. Die Pflegefachkraft muss sich abgrenzen können, darf den Patienten nicht reizen und sollte ihm nichts überstülpen. Die Ressourcen des

Patienten müssen erkannt und beachtet werden, was heißt, nicht nach Schema F zu pflegen, z. B. den Patienten einfach zu waschen, weil es schneller geht, obwohl er sich mit Hilfe selbst waschen könnte, oder den Patienten zu bevormunden und ihm nicht die Möglichkeit zu geben, auch mal selbst was zu tun. Und auch zu fachlichen Sachen steht da nichts drin, da bräuchten wir Ergänzungen."
A: „Nach welchen Kriterien beurteilt ihr die Leistung eurer Mitarbeiter?"
SL: „Da steht man selbst natürlich wieder im Vordergrund, d. h., was ich erwarte, was eine Pflegefachkraft leisten muss."
A: „Und was ist das?"
SL: „Gewissenhaft muss sie arbeiten, nicht schlampig sein, ihre Arbeit gut organisieren können und alles gut in den Griff bekommen. Sie muss gut planen und auch mit Situationen zurechtkommen, die vorher nicht planbar sind. Sie darf nicht völlig kopflos werden und dann das Unwesentliche zuerst machen. Also Prioritäten setzen ist auch wichtig. Und sie muss auch schon sehr verantwortungsvoll sein. Also, wie gesagt, auch gewissenhaft und aufmerksam sein, das Notwendige machen. Kollegen vielleicht auch unter die Arme greifen, wenn sie sieht, dass die schwimmen."
A: „Das spielt mit in die Leistung rein?"
SL: „Ja, das gehört mit in die Leistung. Wie gesagt, sie muss sich gut organisieren können, ihre Arbeit strukturieren und, wenn viel zu tun ist, trotzdem den Überblick behalten und das Wesentliche machen, sodass der Patient in keiner Situation gefährdet ist."
A: „Geht ihr denn in der Leistungsbeurteilung auch nach den Standards hier und nehmt das als Orientierung?"
SL: „Ja, natürlich, da steht ja drin, wie richtig gepflegt wird und gewissenhaft."
A: „Danke für das Interview." ▮▮

Um aus dem „Rohmaterial", das das Interview liefert, zu einer systematischen Beurteilungspraxis zu gelangen, müssen nun zunächst einige grundlegende methodische Überlegungen angestellt werden. Besonders interessant sind dabei die Ansätze und Ergebnisse des Assessment-Centers.

4.1.1 Verhaltensnähe, Beurteilertraining und andere Anleihen aus dem Assessment-Center

Das Assessment-Center (AC) ist eine in den 1950er Jahren in den USA entwickelte „methodische Hilfe zur Auswahl und individuellen beruflichen Förderung von Führungskräften" (Eckhard/Schuler 1992, S. 544). In der Entwicklungsgeschichte des AC hat sich u. a. das „Ideal der Verhaltensnähe" bewährt (Fisseni/Fennekels 1995).

Unter Verhaltensnähe versteht man Folgendes: Da man Menschenkenntnis, Kundenorientierung oder Teamfähigkeit nicht direkt beobachten kann, muss aus bestimmten Verhaltensweisen abgeleitet werden, dass jemand diese Eigenschaften hat. Die Kriterien für diese begrifflichen Ableitungen sind bei jedem Menschen verschieden und meist nicht bewusst oder überprüft, erscheinen dem Individuum aber als selbstverständlich. Im Unterschied zu dieser Subjektivität werden die Ableitungen (Abstraktionen) im AC vorher gemeinsam festgelegt. Um subjektive Wahrnehmungsbeschränkungen beim Beobachten zu vermindern, lernen die Beurteiler, die Begriffe für die Beurteilung aus bestimmten, vorher festgelegten und diskutierten Verhaltensweisen unter kontrollierten Bedingungen abzuleiten. Dies geschieht im Rahmen eines speziellen Trainings, bevor sie die zu Beurteilenden überhaupt zu Gesicht bekommen.

Der Prozess, der zwischen einem beobachteten Verhalten und der Entstehung eines Urteils liegt, wird offen, sogar schriftlich, dokumentiert und unterliegt der Überprüfung durch die anderen Beurteiler. Dabei wird gewährleistet, dass Beurteiler A seinen Beobachtungen die gleiche Bedeutung zumisst wie Beobachter B. „Je öfter sich Beobachter über wohldefinierte Anforderungsdimensionen verständigen, desto höher fällt ihr Konsens aus" (Fisseni/Fennekels 1995, S. 114).

Verhaltensnähe, Konsensbildung und das besondere Training für Beurteiler sind zwar nicht uneingeschränkt auf die Beurteilungssituation im Krankenhaus zu übertragen, doch können einzelne Elemente genutzt werden. Idealerweise werden die zu beurteilenden Pflegefachkräfte im Vorfeld in die Konsensbildung mit einbezogen und wirken an der Erstellung von Anforderungsprofilen (➢ Kap. 3.4), Beurteilungskriterien (➢ Kap. 1.3.5) und der Beurteilungssystematik mit.

4.1.2 Anforderungsprofil

Grundlage einer jeden beruflichen Beurteilung ist die Anforderungsanalyse und das daraus abgeleitete Anforderungsprofil. In der Pflege ergeben sich diese Anforderungsprofile aus den Pflegeleitbildern, den Zielen des Managements, den Stellenbeschreibungen und den speziellen Anforderungen des Arbeitsplatzes. Höchstmögliche Transparenz entsteht, wenn die Profile gemeinsam mit den Mitarbeitern entwickelt werden. ➢ Tab. 4.1 zeigt ein exemplarisches Anforderungsprofil, basierend auf Aussagen aus dem Interview (➢ Kap. 4.1). Dabei wurde auf Vollständigkeit verzichtet, da es um den Prozess der Systematisierung der Urteilsentstehung aus bisher unsystematischen Beobachtungsgrundlagen geht. Nach dem Modell des nun folgenden Beurteilertrainings können solche Systeme dann in Zusammenarbeit mit den Mitarbeitern vor Ort entwickelt werden.

4.1.3 Verhalten beobachten

Das Ideal der Verhaltensnähe erfordert, richtig zu beobachten. „Verhaltensbeobachtung definiert sich genau durch diese Funktion: dass sie Verhalten erfasst in seiner Realisation […]. Beobachten besagt, Ereignisse, Vorgänge oder Verhaltensweisen wahrzunehmen. Der Oberbegriff heißt ‚Wahrnehmung', er deckt alle Arten sinnlicher Erfassung ab" (Fisseni/Fennekels 1995, S. 19).

Ein Urteil ist dann eine zusammenfassende Wertung, die aus den Beobachtungen erschlossen wird. Dazu ist ein innerer Verarbeitungsvorgang nötig, um von den Beobachtungen zu einem Urteil zu kommen. Die meisten Menschen reflektieren diesen Vorgang nicht und fällen ihr Urteil wenig bewusst. Im professionellen Beurteilungsfall darf das allerdings nicht geschehen.

! MERKE

Der Beurteiler schuldet dem Beurteilten Rechenschaft über den bewussten und systematischen Prozess der Urteilsfindung.

Die folgenden Übungen zeigen den ersten Schritt, um zwischen Beobachtung und Bewertung zu trennen.

Beurteilertraining

Übung Nr. 1: Nehmen Sie sich ausreichend Zeit, um „Ihren" Zuständigkeitsbereich zu begehen. Tun Sie dabei nichts anderes, als wahrzunehmen und zu registrieren, was geschieht und wie Ihre Mitarbeiter sich verhalten. Machen Sie sich ab und zu Stichpunkte und fertigen Sie daraus später ein Protokoll an. Bedenken Sie, dass ein Protokoll generell nur das enthalten soll, was tatsächlich geschehen ist. Bewertungen dürfen folglich nicht darin aufgenommen werden. Ein Protokoll zu schreiben ist ein guter Einstieg, um zu üben, wie man Urteile von Beobachtungen trennt.

Beurteilertraining

Übung Nr. 2: Wird mithilfe von ➤ Tab. 4.1 vollzogen. Hier lassen sich beobachtbare von nicht beobachtbaren, aus vorliegenden Informationen geschlossenen Aussagen unterscheiden, wobei nicht alle Aussagen, die Anforderungsdimensionen beschreiben, direkt beobachtbar sind: „Gut organisieren können" beispielsweise ist nicht direkt zu sehen, zu hören oder zu fühlen. Es ist ein Urteil, das sich aus beobachtbaren Handlungen ableiten lässt, wie: Der Mitarbeiter gibt seiner Arbeit eine Struktur, behält den Überblick, wenn sehr viel zu tun ist, tut das Wesentliche, setzt Prioritäten. Wenn der Beurteiler diese Handlungen beobachtet, kann er zu dem Urteil kommen: Dieser Mitarbeiter kann gut organisieren.
Teilen Sie die Aussagen aus ➤ Tab. 4.1 in beobachtbare und nicht beobachtbare (erschlossene) Aussagen ein.
In einem zweiten Schritt betrachten Sie erneut Ihr Protokoll aus Übung 1. Teilen Sie Ihre Aussagen lt. ➤ Tab. 4.1 ein.

4.1.4 Konkretisieren

Für beobachtbare Verhaltensweisen gilt, sie so konkret wie möglich zu erfassen. In ➤ Tab. 4.1 gibt es z. B. in der Anforderungsdimension „Verhalten im Team" beobachtbare Verhaltensweisen, die der Konkretisierung durch bestimmte Fragestellungen bedürfen:

Tab. 4.1 Exemplarisches Anforderungsprofil

Im Interview (> Kap. 4.1) angesprochene Anforderungsdimensionen	Aussagen der Interviewten zu den Anforderungsdimensionen
Verhalten im Team	• „teamorientiert arbeiten" • „dafür sorgen, dass sie ins Team mit eingebunden sind" • „auf das Team Rücksicht nehmen" • „zusammenarbeiten können" • „Kollegen unter die Arme greifen, wenn man sieht, dass sie schwimmen"
Arbeitsverhalten	• „gewissenhaft" • „pünktlich"
Arbeitsorganisation	• „gut planen" • „gut organisieren können" • „Arbeit strukturieren" • „wenn sehr viel zu tun ist, trotzdem den Überblick behalten und das Wesentliche machen" • „das Notwendige machen" • „Prioritäten setzen" • „mit Situationen zurechtkommen, die vorher nicht planbar sind, dann nicht völlig kopflos werden und das Unwesentliche machen"
Umgang mit Patienten	• „nicht nach Schema F pflegen, z. B. den Patienten einfach waschen, weil es schneller geht, obwohl er sich mit Hilfe selber waschen könnte" • „guter Umgang mit Patienten" • „sich abgrenzen können" • „Patienten nicht bevormunden" • „Patienten nicht reizen und nichts überstülpen" • „Ressourcen der Patienten erkennen und fördern"
Umgang mit Ärzten und Angehörigen	• „das Feeling haben"

- „Sich darum bemühen, dass man in das Team miteingebunden ist" – Wie hat der Kollege genau dafür gesorgt, dass er ins Team eingebunden ist?
- „Kollegen unter die Arme greifen, wenn man sieht, dass sie schwimmen" – Welche Kollegen hat er wann, wie unterstützt? Und was heißt eigentlich „schwimmen"?

Dies sind Konkretisierungsfragen, deren Beantwortung auf die Ebene des konkreten Verhaltens führt und damit eine Beurteilung wirklich hilfreich und verständlich macht. Der Beurteilte kann erst hier konkrete Verhaltensänderungen aus konkreten Verhaltensweisen ableiten. Es ist eben nicht möglich, aus Beurteilungen wie der folgenden abzuleiten, wie man sich in Zukunft verhalten soll: „Sie sind nicht teamorientiert. Sorgen Sie dafür, dass Sie mehr ins Team eingebunden sind und Ihren Kollegen mehr unter die Arme greifen!“ Die aus einer Beurteilung resultierenden Hinweise müssen konkretisiert werden, sonst sind Missverständnissen Tür und Tor geöffnet.

! MERKE

Beurteilungskriterien und Beurteilungen selbst sind abstrakte Begriffe, die der Konkretisierung bedürfen, um hilfreich zu sein.

Konkretisieren ist also so etwas wie ein „Zauberwort“, um die „Magie“ abstrakter Formulierungen handhabbar zu machen.

Das Duden-Fremdwörterbuch (2007) definiert **abstrakt** (lat. abstrahere = wegziehen, loslösen, sich entfernen) als „vom Dinglichen gelöst, rein begrifflich“. Das Gegenteil von abstrakt ist der Begriff konkret. **Konkret** (lat. concretus = dicht, fest) wird laut Fremdwörterbuch mit „anschaulich, greifbar, gegenständlich, wirklich, auf etwas Bestimmtes bezogen“ definiert. Der Beurteiler muss den Weg von seinen konkreten Sinneseindrücken zu den unanschaulichen und nur in seinem Verstand gegebenen, abstrakten Urteilen begründen und nachvollziehbar machen. Nur so kann eine Beurteilung transparent werden und einen hohen Aussagegehalt erreichen, den Weg aus der Diffusität und Unverständlichkeit finden.

! MERKE

Die Beurteilung muss für den Beurteilten gegenständlich, greifbar und anschaulich sein, sonst entwickeln Urteile ein Eigenleben, das mit der beobachtbaren Realität nichts mehr zu tun hat.

Letzteres kann unter Umständen zu Stigmatisierungen führen. In ➤ Kap. 4.2.3 sind solche Vorgänge beschrieben, die z. B. als selbsterfüllende Prophezeiung zu Beurteilungsfehlern führen können.

Die Verwendung von abstrakten Begriffen ist für den Beurteilungsvorgang notwendig. So sind viele Begriffe und Formulierungshilfen, die auch in diesem Buch zu Beurteilungsaussagen herangezogen werden, abstrakt, z. B. Kommunikations-, Konflikt- und Teamfähigkeit, vernetztes Denken, Qualitätssicherung, Kundenorientierung. Diese Abstraktionen führen erst dann zu Problemen, wenn als Konkretisierung weitere Abstrakta verwendet werden. Es ist z. B. nicht ausreichend, „Teamorientierung“ mit den Worten „Rücksicht nehmen“ zu konkretisieren, denn dann bleibt die Frage offen, was denn „Rücksicht nehmen“ konkret heißt. Die Einschätzung, was rücksichtsvoll bedeutet, kann von Situation zu Situation und von Person zu Person unterschiedlich sein. Es kann z. B. sehr rücksichtslos sein, Kollegen oder Patienten „unter die Arme zu greifen“, wenn sie gerade lernen müssen, selbstständig zu handeln.

Auch ob der „Umgang mit Patienten“ gut oder schlecht ist, kann nur abstrakt bewertet werden. Es gibt aber wahrscheinlich in der Pflege keine häufiger gebrauchte Redewendung als: „Eine Pflegefachkraft muss mit Patienten umgehen können.“ Solche Formulierungen sind für Beurteilungen nicht verwendbar. Es empfiehlt sich also, den Vorgang der Urteilsentstehung immer wieder neu zu reflektieren, um der Sorgfalt und der Transparenz Genüge zu leisten.

Tab. 4.2 Erschließungsvorgang von der Beobachtung zur Beurteilung, zur Vereinfachung wurde nur eine 3-stufige Skala verwendet

Beobachtbares Verhalten (Wahrnehmung)	Erschließungsvorgang (Wirkung und verwendete Kriterien)	Beurteilung (Bewertung)		
konkret ⟶				⟶ abstrakt
„Wenn ich beobachte, dass eine Pflegefachkraft einen Patienten wäscht, obwohl er sich selbst waschen kann …	… dann heißt das für mich, dass sie nach Schema F arbeitet. Da wir Patienten nicht bevormunden (Kriterium I) und ihnen die Möglichkeit geben, selbst etwas zu tun (Kriterium II) …	… beurteile ich es als schlechten Umgang mit dem Patienten." 3-stufige Bewertungsskala		
		–	±	+
		☒	☐	☐
Eigenes Übungsbeispiel		3-stufige Bewertungsskala		
		–	±	+
		☐	☐	☐
Eigenes Übungsbeispiel		3-stufige Bewertungsskala		
		–	±	+
		☐	☐	☐
Eigenes Übungsbeispiel		3-stufige Bewertungsskala		
		–	±	+
		☐	☐	☐

➢ Tab. 4.2 zeigt an einem Beispiel einen vollständigen und nachvollziehbaren Erschließungsvorgang. Es wird auf die Beobachtung und die Entstehung des Urteils Bezug genommen. Dabei dienen Beurteilungskriterien als Basis, die in diesem Beispiel Teil des Pflegeleitbilds sein könnten (➢ Kap. 1.2.5, ➢ Kap. 1.2.6). Beurteilungen sollten immer in dieser Klarheit formuliert werden.

Für Beurteilungen sind die beiden Kategorien „gut" und „schlecht" zu wenig differenziert und daher nicht geeignet. Meist wird eine Skala mit drei bis fünf Stufen genutzt, wie sie bereits in ➢ Kap. 3.4 für die exemplarischen Beurteilungskriterien verwendet wurde. Für jede Stufe sollten im Anforderungsprofil wiederum konkrete und beobachtbare Verhaltensweisen erarbeitet werden.

VERTIEFENDE LITERATUR FÜR EINEN EINBLICK IN DIE METHODEN SYSTEMATISCHER SKALIERUNG:

Friedrichs, J.: WV Studium, Bd. 28, Methoden empirischer Sozialforschung. Verlag für Sozialwissenschaften 1990, S. 172ff.

Beurteilertraining

Übung Nr. 3: Benutzen Sie das Schema aus ➢ Tab. 4.2, um Ihr Konkretisierungspotenzial zu erhöhen. Gehen Sie dabei sowohl von konkret zu abstrakt als auch umgekehrt vor, und stellen Sie den Unterschied in den Vorgehensweisen fest. Tun Sie das sowohl allein als auch zusammen mit einigen Kollegen und besprechen Sie, was Sie dabei erleben.

4.1.5 Systematik

Anforderungsprofile, die in einzelne Bereiche (Beurteilungsdimensionen) aufgeschlüsselt sind (z. B. Umgang mit Patienten), ergeben eine praktikable Systematik (➤ Tab. 4.3).

Tab. 4.3 Systematik zum Umgang mit Patienten

Beurteilungsdimension: Umgang mit Patienten		
Definition: Der Umgang mit Patienten fällt in den Bereich der sozialen Kompetenz und betrifft die SQ Kommunikations- und Konfliktfähigkeit. Unser Pflegeleitbild sieht für den Umgang mit Patienten in unserem Krankenhaus Folgendes vor: **Beurteilungskriterien, die sich aus den Zielen ableiten:** Wohlbefinden erhalten, fördern und wiederherstellen, Hilfestellung bei der Akzeptanz bleibender Behinderung, würdiges Sterben ermöglichen. **Beurteilungskriterien, die sich aus der Rolle der Patienten ableiten:** ernst zu nehmende Partner, denen wir mit Würde und Respekt begegnen. **Beurteilungskriterien, die sich aus den angestrebten Umgangsweisen ableiten:** Atmosphäre des Vertrauens und der Sicherheit schaffen, Fachkenntnis zur Aufklärung und Beratung einsetzen, Gesundheitserziehung und Hilfe zur Selbsthilfe anbieten.		
Beurteilungsmaßstab: Angemessene Pflege: 3-stufige Bewertungsskala		– ☐ ± ☐ + ☐
Beobachtbares Verhalten	**Erschließungsvorgang**	**Beurteilung nach 3-stufiger Bewertungsskala**
Mitarbeiter • stülpt Pflege über • bevormundet Patienten • schlägt Befehlston an	• verhindert Entwicklung von Selbsthilfe (Anlegen eines Kriteriums zum Umgang mit Patienten)	• pflegt damit nicht angemessen (–)
Mitarbeiter • grenzt sich ab • informiert Patienten • beruhigt ängstliche Patienten	• gibt Hilfestellung und Aufklärung • fördert das Wohlbefinden (Anlegen von Zielkriterien und Kriterien zur Umgangsweise)	• pflegt damit angemessen (±)
Mitarbeiter • gibt Patienten die Möglichkeit, selbst etwas zu tun • berät Patienten • schafft eine Atmosphäre des Vertrauens und der Sicherheit	• behandelt den Patienten als ernst zu nehmenden Partner mit Würde und Respekt (Anlegen eines Kriteriums zur Rolle des Patienten)	• pflegt damit hervorragend (+)

In der Systematik ist zu beachten, dass ein Beurteilungsmaßstab (➤ Tab. 4.3, oberer Teil) definiert ist, der sehr leicht aus den Vorlagen des Pflegeleitbilds gewonnen werden kann (hier aus dem Pflegeleitbild, wie es in ➤ Kap. 1.2.5 beschrieben ist). So ist es möglich, in Zusammenarbeit mit den Mitarbeitern für verschiedene Bereiche des Anforderungsprofils (Beurteilungsdimensionen) Maßstäbe zu entwickeln und dann durch Standardfragen zu konkretisieren. Die Standardfragen zur Erschließung der Dimension „angemessener Umgang mit Patienten" lauten z. B.:

- Was heißt angemessen für uns konkret?
- Welche Verhaltensweisen müssen zu beobachten sein, um jemandem einen angemessenen Umgang zu attestieren?
- Welche Verhaltensweisen sind zu beobachten, wenn jemand nicht angemessen mit den Patienten umgeht?

Beurteilertraining

Übung Nr. 4: Entwickeln Sie in einer kleinen Gruppe Systematiken für weitere Anforderungsdimensionen in der Pflege, z. B.: Kommunikations- oder Teamfähigkeit, kooperatives Verhalten, Umgang mit Angehörigen und anderen Berufsgruppen, neue Mitarbeiter einarbeiten. Treffen Sie dabei keine Mehrheitsentscheidungen, sondern erarbeiten Sie in dieser Gruppe einen Konsens über alle Punkte der Systematik.

4.2 Reflexionsfähigkeit

Um beurteilen zu können, muss man sich und Situationen reflektieren können. Zur Reflexionsfähigkeit gehört, dass Beurteiler in der Lage sind, sich kritisch zu hinterfragen und zu kontrollieren und sich kontrollieren zu lassen. Nur so lassen sich Fehler im Beurteilungsprozess minimieren.

4.2.1 Selbstwahrnehmung und selbstwertdienliche Informationsverarbeitung

Nachdem es bisher um die Wahrnehmung ging, die der Beurteiler von anderen hat, wird nun das Bild betrachtet, welches der Beurteiler von sich selbst hat (Selbstwahrnehmung) und welches seine Beurteilung erheblich beeinflusst.

Eine Definition der Selbstwahrnehmung findet sich bei Lueger: „Die Summe aller Wahrnehmungen einer Person über sich selbst (= Selbstwahrnehmung) wird als Selbstkonzept bezeichnet. Daher besteht das Selbstkonzept aus der Summe der Kognitionen einer Person über sich selbst (z. B. „Ich bin selbstbewusst"). Die affektiven Bewertungen (positiv/negativ) dieser Kognitionen über die eigene Person („Es ist gut, dass ich selbstbewusst bin") werden Selbsteinschätzung genannt. Die Summe der gewichteten Selbsteinschätzungen ergibt das Selbstwertgefühl" (Lueger 1992, S. 140ff.).

Die Auswahl der Beurteilungskriterien wird unter anderem davon bestimmt, welche Relevanz sie für den Beurteiler selbst haben, d. h., für wie wichtig oder unwichtig er sie für die eigene Person einschätzt. Lueger sagt dazu: „Selbstrelevante Verhaltensdimensionen werden mit höherer Wahrscheinlichkeit zur Beschreibung und Beurteilung anderer Personen herangezogen. Je weniger strukturiert ein Beurteilungsverfahren (z. B. freie Beurteilung), desto höher ist die Wahrscheinlichkeit der selbstwertbezogenen Auswahl der Beurteilungsdimensionen. Dem Effekt kann daher durch den Einsatz hochstrukturierter Verfahren entgegengewirkt werden" (Lueger 1992, S. 140 ff.). Je klarer, systematischer und konkreter also die Vorgehensweise eines Beurteilers ist und je bewusster er sich der eigenen Kriterien ist, desto weniger wird er solchen Verzerrungen unterliegen.

Neben der Selbsteinschätzung wirkt sich auch das Selbstwertgefühl des Beurteilers auf die Beurteilung aus. Denn je geringer es ausgebildet ist, desto mehr wird er sich mit den zu beurteilenden Personen vergleichen und sich von kompetenten und leistungsstarken Mitarbeitern bedroht fühlen. Dadurch wird seine Wahrnehmungsfähigkeit verzerrt, oder er wird versuchen, Vergleiche zu vermeiden, die eine Bedrohung seines eigenen Selbstwertgefühls zur Folge haben könnten. Das kann negative Auswirkungen auf sein gesamtes Beurteilungsverhalten haben. Um dem entgegenzuwirken, schlägt Lueger vor: „Ein hohes Maß an Selbstreflexion eines Beurteilers […] und die Kenntnis der Wirkung der Selbstwahrnehmung auf die Fremdwahrnehmung verringern das Auftreten von Wahrnehmungsverzerrungen. Diese Kenntnis ist insbesondere beim Einsatz wenig strukturierter Beurteilungsverfahren wichtig" (Lueger 1992, S. 149).

Weiter heißt es dort: „Individuen neigen dazu, Verhaltensskalen selbstwertdienlich zu verankern." Bewertungsmaßstäbe gelten dann als selbstwertdienlich, wenn sie nicht systematisch und konkret, d. h. nicht operationalisierbar sind, sondern der Stützung des eigenen Selbstwertgefühls des Beurteilers dienen. Dies legt den Einsatz von verhaltensnah definierten Beurteilungssystematiken nahe. Selbstwertdienliche Informationsverarbeitung ist also ein weiterer Grund für das Postulat der Verhaltensorientierung. „Schulungen, die eine differenzierte Selbstwahrnehmung der Teilnehmer anstreben (z. B. gruppendynamische Trainings), erfüllen vor diesem Hintergrund auch teilweise die Funktion eines Beurteilungstrainings. Selbstwertdienliche Informationsverarbeitung wird bei emotional wenig ausgereiften Persönlichkeiten eher auftreten, deren Selbstwert einer ständigen Stützung bedarf. Daher unterstützen alle betrieblichen Maßnahmen zur Persönlichkeitsentwicklung auch das Beurteilungsvermögen von Mitarbeitern" (Lueger 1992, S. 149). Dem soll hinzugefügt werden, dass weder Schulungen zur Selbstwahrnehmung noch Maßnahmen zur Persönlichkeitsentwicklung das Beurteilertraining ersetzen können, sondern damit Hand in Hand gehen sollten.

4.2.2 Selbst- und Fremdwahrnehmung

Das JOHARI-Fenster nach Joseph Luft und Harry Ingham (Luft/Ingham 1989) ist ein Modell, das die Wahrnehmung in Interaktionsbeziehungen und die Bedeutung des Feedbacks noch einmal deutlich macht (➤ Abb. 4.2).

Das JOHARI-Fenster ist in 4 Quadranten unterteilt. Quadrant B, der „blinde Fleck", erklärt, warum das Feedback (➤ Kap. 5.1.1) innerhalb des Beurteilungsvorgangs wichtig ist, denn es betrifft häufig den „blinden Fleck" des Beurteilten, d. h. dass er Informationen über seine Wirkung auf den Beurteiler bekommt, die ihm unter Umständen nicht bewusst ist.

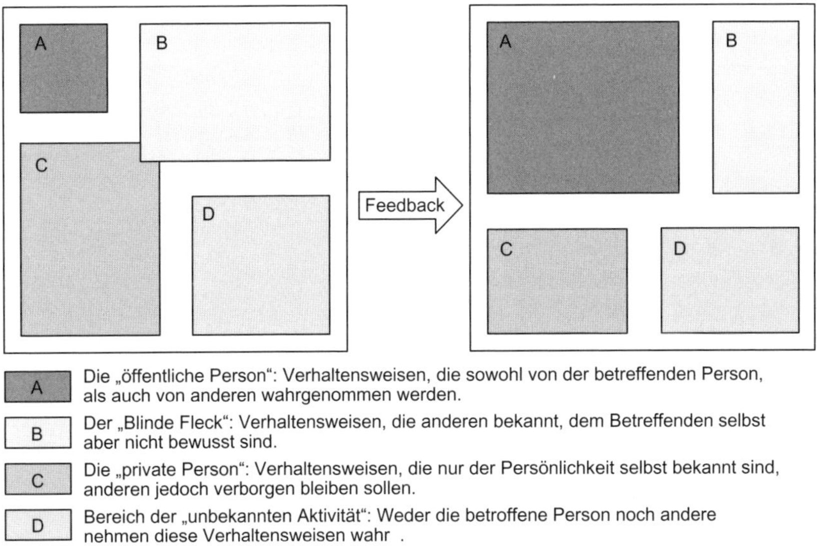

Abb. 4.2 Das JOHARI-Fenster zeigt Veränderungen unter Feedbackeinfluss (nach Luft/Ingham 1989).

Durch das Feedback gibt der Beurteiler dem zu Beurteilenden die Möglichkeit, seinen „blinden Fleck“ zugunsten seiner „öffentlichen Person“ zu verkleinern (➢ Abb. 4.2, rechte Seite) und seine Realitätseinschätzung zu verbessern. Genau diesen Effekt sollte eine Beurteilung haben. Wenn beispielsweise ein Mitarbeiter Patienten bevormundet, so mag er seine Kommunikation selbst gar nicht als bevormundend einschätzen. Erst durch die Beurteilung lernt er, dass sein Verhalten so wirkt und nicht angemessen ist. Somit verkleinert sich sein „blinder Fleck“.

Natürlich hat auch der Beurteiler einen „blinden Fleck“, d. h. er nimmt bestimmte Wirkungen, die er auf den Beurteilten hat, nicht wahr. Wenn Reaktionen des Beurteilten auf diese Wirkung in die Beurteilung einfließen, entstehen interaktionsbedingte Beurteilungsfehler. Es kommt z. B. häufig vor, dass Mitarbeiter, die mit dem Kommunikationsverhalten des vorgesetzten Beurteilers Schwierigkeiten haben, als renitent oder wenig teamfähig eingestuft werden. Hier hilft ein klärendes Gespräch.

Fehleinschätzungen aufgrund des „blinden Flecks“ des Beurteilers können durch einen Zweitbeurteiler oder durch ein Assessment-Center (➢ Kap. 4.1.1) reduziert werden.

! MERKE

Beurteiler benötigen Schulung, Persönlichkeitstraining und Supervision, um sich selbst kennenzulernen und so möglicherweise unbewusste Fehleinschätzungen verhindern zu können (➢ Kap. 4.2.4).

Beurteilertraining

Übung Nr. 5: Lassen Sie Ihr Beurteilungsverhalten von Kollegen, Vorgesetzten, Freunden und Verwandten einschätzen. Protokollieren Sie jeweils das Feedback. Bewerten und gewichten Sie die Protokolle jedoch erst zwei Wochen nach Erstellung.

Beurteilertraining

Übung Nr. 6: Schätzen Sie sich als Beurteiler selbst anhand der folgenden Fragen ein:
- Welches ist mein bevorzugtes Beurteilungskriterium?
- Welches ist mein größtes Vorurteil?
- Welcher ist mein Lieblingskollege?
- Welcher mein „bestgehasster" Kollege?
- Welche Systematik ist bei mir erkennbar?

Bitten Sie Kollegen, Vorgesetzte, Freunde und Bekannte auch um eine Einschätzung.

4.2.3 Beurteilungsfehler

Ein Beurteiler kann Fehler machen, die sich für den Beurteilten oder auch für ihn selbst negativ auswirken. Deshalb sollte er sich diese durch Reflexion bewusst machen. Im Folgenden werden die wichtigsten Beurteilungsfehler vorgestellt.

Personenbedingte Beurteilungsfehler

- Halo-Effekt: Der Beurteiler bezieht sein Urteil von dem Gesamteindruck oder einem Einzelmerkmal, das die anderen Einzelmerkmale „überstrahlt". Er vernachlässigt dadurch andere, wichtige Aspekte.
- Maßstabfehler: Der Beurteiler schließt von sich auf andere, d. h., ihm ähnliche Menschen werden günstig beurteilt, ihm weniger ähnliche ungünstiger.
- Mildefehler: Der Beurteiler bevorzugt tendenziell positive Beurteilungen, die für den Mitarbeiter nachsichtig ausfallen.
- Strengefehler: Der Beurteiler bevorzugt tendenziell negative Beurteilungen, die für den Mitarbeiter unnachsichtig ausfallen.
- Zentrische Tendenz: Der Beurteiler bevorzugt „mittlere" Beurteilungen („Flucht in die Mitte"), um extreme Urteile zu vermeiden.
- Sympathiefehler: Tendenz, Menschen, die einem sympathisch sind, positiver zu beurteilen, Stärken an ihnen bevorzugt wahrzunehmen.
- Projektionsfehler: Tendenz, dem Beurteilten Merkmale zuzuschreiben, die man selbst hat oder gern hätte.
- Übertragungsfehler: Tendenz, Beurteilte mit einer anderen Person zu „verwechseln", Ähnlichkeiten zu entdecken, die nicht bestehen.

- Verallgemeinerungsfehler: Tendenz, von einzelnen Beobachtungen auf generelle Merkmale zu schließen.
- Hierarchie-Effekt: Tendenz, Mitarbeiter auf höheren Positionen positiver zu beurteilen.
- Alterseffekt: Tendenz, ältere Mitarbeiter ungünstiger zu beurteilen.

Diese Fehler gehören im interaktiven Modell der Wahrnehmung, dem JOHARI-Fenster (➢ Abb. 4.2), in den Bereich des „blinden Flecks".

Wahrnehmungsfilter

Bei der Fülle der zu verarbeitenden Wahrnehmungen werden Menschen gezwungen, ständig zu beurteilen, was wichtig und unwichtig ist, um handlungsfähig zu bleiben. Wahrnehmung wird also gefiltert. Die einzelnen Filter (➢ Tab. 4.4) stammen entweder aus unserer Vergangenheit, aus der Gegenwart oder haben mit unseren Erwartungen an die Zukunft zu tun.

! MERKE

Beurteilungen, die aufgrund von Wahrnehmungsfiltern wie Vorurteilen, Stereotypen oder Stigmatisierungen des Beurteilers entstehen, aber nicht bewusst sind, oder automatisch funktionieren, sind fehlerhaft.

Besser als Wahrnehmungsfilter für den Beurteilungsvorgang geeignet sind klar definierte, kommunizierbare Ziele, Absichten und Interessen, die aus positiven Werthaltungen abgeleitet werden. Wenn z. B. eine Pflegedienstleitung, die das Ziel hat, Qualitätsverbesserungen einzuführen, dies mit der Absicht macht, ihre Mitarbeiter in diese Richtung zu fördern, wird sie erfolgreicher sein, als wenn sie mit der Einstellung herangeht: „Wer das nicht kann, der ist hier verkehrt." Mit bewusst positiven Zielen und Absichten konstruiert der Beurteiler eine positivere Wirklichkeit als mit unbewusst negativen Einstellungen und Vorurteilen.

Wahrnehmungsfilter führen also zum Handeln auf der Basis von Wahrnehmungsverzerrungen und selektiver Wahrnehmung. Lueger spricht hier von „psychischer Kon-

Tab. 4.4 Wahrnehmungsfilter und ihr Ursprung

Filter, der Wahrnehmung beeinflusst	Filterungskriterien aus der
Vor-Erfahrungen	Vergangenheit
Wahrnehmungsgewohnheiten	Vergangenheit
Einstellungen, Glaubenssätze, Werthaltungen	Vergangenheit
Vor-Urteile	Vergangenheit
Objektive menschliche Wahrnehmungsgrenzen	Gegenwart
Ziele, Absichten und Interessen	Zukunft

struktion von Wirklichkeit“ (Lueger 1992, S. 245). Da dies ein unbewusster Vorgang ist, sind Beurteilungsfehler nicht vermeidbar, aber durch Systematik, Selbstreflexion und Feedback begrenzbar.

Auch die Beurteilten können durch Wahrnehmungsfilter beeinflusst werden. Deshalb ist aufseiten beider Kommunikationspartner nicht das tatsächliche Verhalten des Gesprächspartners handlungsleitend, sondern das wahrgenommene Verhalten (Lueger 1992). Oder einfacher ausgedrückt: Wahr ist nicht, was A sagt, sondern was B versteht (Birkenbiehl 1995). Im Bewusstsein dessen wird der Beurteiler häufig überprüfen, was der Beurteilte verstanden hat, damit die konstruierte Realität auch eine gemeinsame ist. Daraus ergibt sich die Notwendigkeit, Kommunikation durch aktives Senden und Empfangen zu überprüfen und Feedback zu geben und einzuholen (➢ Kap. 5.1.1).

Beurteilertraining

Übung Nr. 7: Verfassen Sie eine Liste mit Zielen und Absichten, die Sie in Ihrer Beurteilungspraxis verfolgen. Wählen Sie dazu die Formulierungen: „Mein Ziel ist ...“ oder „Meine Absicht ist ...“ (➢ Kap. 5.1.2).

Die Macht der Erwartung

Nachdem sich Francis Galton eingeredet hatte, er sei der bestgehasste Mensch Englands, machte er die Erfahrung, dass sich die Leute ihm gegenüber auch so verhielten (Birkenbiehl 1995). Vielen Menschen ist dieses Phänomen bekannt, für jeden Beurteiler ist es von hoher Relevanz.

Der von Robert Rosenthal erforschte sogenannte Pygmalion-Effekt war Ergebnis seiner Versuche, in denen Schüler tendenziell so gut waren, wie der Lehrer es von ihnen erwartete. Der Rosenthal-Effekt ist inzwischen vielfach überprüft und zeigt sich auch im Beurteilungswesen für Pflegefachkräfte. Er kann auch als die sich selbst erfüllende Prophezeiung (Watzlawick/Beavin/Jackson 1990) verstanden werden, oder: „Was wir einem Menschen zutrauen, entscheidet häufig über seinen Werdegang“ (Birkenbiehl 1995, S. 100).

Beurteilertraining

Übung Nr. 8: Gehen Sie für zwei Wochen davon aus, dass Ihre beste Pflegefachkraft im Moment ein Formtief hat, und beurteilen Sie diese nach Ablauf der Frist.
Gehen Sie weiterhin davon aus, dass Ihre schlechteste Pflegefachkraft eine gute Phase hat, und beurteilen Sie auch sie nach Ablauf der zwei Wochen.

Der Beurteiler kann sich vor Fehlern nicht immer schützen. Es ist aber hilfreich, wenn er sich und seine Beurteilungspraxis regelmäßig einer Prüfung unterzieht. Das kann z. B. im Austausch mit anderen Beurteilern geschehen, mit denen er sich kollegial berät. Dabei sollte er sich seiner eigenen Einstellungen und Vorurteile bewusst sein und diese mit den Kollegen diskutieren.

Abhängig davon, wie sorgfältig er mit seinen Urteilen umgeht, wird er sich das Vertrauen der Beurteilten erwerben und sich selbst vor Missbrauch seiner Autorität schützen. Dazu gehört auch, dass er sich nicht scheut, das Feedback seiner Mitarbeiter anzunehmen (Beurteilung des Beurteilers).

4.2.4 Supervision

Supervision ist sowohl für die Selbstreflexion eines Beurteilers als auch für den Austausch mit Kollegen geeignet. „Bei ‚Supervision' handelt es sich um eine Beratungsform, die berufliche Zusammenhänge thematisiert" (Schreyoegg 1992, S. 1).

Wörtlich übersetzt würde Supervision soviel wie „Überblick, Übersicht" heißen, ist also nicht mit Kontrolle zu verwechseln. Alle, die in einem Arbeitsprozess zusammenarbeiten, setzen sich in regelmäßigen Abständen in einem geschützten Rahmen zusammen, um sich auszutauschen, sich gegenseitig Unterstützung zu geben, Erfahrungen und Wissen auszutauschen, d. h. sich regelmäßig kollegial fortzubilden. Der Rahmen gewährleistet, dass

- Dinge, die besprochen werden, in diesem Kreis bleiben und nicht in den Betrieb „hineindiffundieren". Alle Beteiligten treffen eine entsprechende verbindliche Vereinbarung.
- Teilnehmer nicht gestört werden, da diese Sitzungen nicht „im Zentrum des Geschehens" stattfinden, sondern in einem abgelegenen, am besten nicht zu der Station gehörigen Raum (ohne Klingel, ohne Telefon). Der Stationsablauf wird von den Kollegen (umschichtig) gewährleistet, damit die Beteiligten Zeit für ihre Belange haben.
- Konflikte in einem geschützten Rahmen besprochen und geklärt werden können.
- ein Supervisor als neutrale Person dabei ist. Seine Wahrnehmungen, Sichtweisen und Erfahrungen unterstützen den Gruppenprozess. Ebenso ist es ihm möglich, „blinde Flecken" (➤ Kap. 4.2.2) und Tabus der Teilnehmer anzusprechen oder in Konflikte einzugreifen, damit diese nicht „entgleisen", sondern im Gegenteil produktive Lösungen gefunden werden.

Besonders Mitarbeiter in Führungsrollen sollten sich regelmäßig dieses Instruments bedienen, um sich der Absicht, mit der sie leiten, bewusst zu sein. Fehler und Missbrauch der Position können unter Supervision besser reflektiert werden. Darüber hinaus lernen Führungskräfte, sich Konflikten zu stellen, die sich aus ihren Entscheidungen und Beurteilungen ergeben können.

Supervision fördert allerdings nicht nur Know-how-Austausch, Psychohygiene und Persönlichkeitsentwicklung, sie soll auch Zielorientierung und Qualitätsverhalten bei den Supervisanden entwickeln und sicherstellen. Sie ist geeignet, kontinuierliche Qualitätsverbesserung als Prozess in Gang zu setzen und gehört damit zu den originären Qualitätssicherungsmaßnahmen. Supervision ist für moderne Beurteiler insofern wichtig, als sie eine besondere Reflexionsfähigkeit im Sinne der SQ aufweisen müssen. Führungskräfte, die Beurteilungen erstellen, müssen professionell hinterfragbar sein, ihre Reflexion systematisch betreiben und regelmäßig kommunizieren. Diese besondere Reflexionsfähigkeit und -bereitschaft kann als Supervisionsfähigkeit definiert werden. Ein Beurteiler muss also über die SQ Supervisionsfähigkeit und Supervisionsbereitschaft verfügen.

4.3 Rollen und Rollenkonflikte

In einem Beurteilertraining werden auch die Rolle des Beurteilers und die daraus resultierenden Konflikte betrachtet. Der Beurteiler gerät häufig in einen Rollenkonflikt, denn er hat einerseits den Zielen, Erwartungen und Interessen seiner Vorgesetzten bzw. des Unternehmens zu entsprechen, andererseits aber auch die Ziele, Interessen und Erwartungen seiner Mitarbeiter zu berücksichtigen. Sie erwarten von ihm, dass er sie gerecht und fair beurteilt, ihnen zuhört und sich tendenziell auf ihre Seite stellt. Da er als Führungskraft ihr Vorgesetzter ist, sind sie von ihm, seinen Beurteilungen und Entscheidungen Weise abhängig.

Gleichzeitig arbeitet der Vorgesetze mit Mitarbeitern, die er zu beurteilen hat, in einem Team zusammen und ist von ihrer Leistungsbereitschaft, Motivation und Kooperation abhängig. Ein Mitarbeiter kann ihm viel Ärger bereiten, wenn er z. B. nach einer schlechten Beurteilung zum „Dienst nach Vorschrift" übergeht oder durch Klagen eine schlechte Stimmung bei den anderen Mitarbeitern schafft. Möglicherweise ruft dieser Mitarbeiter auch den Betriebs- oder Personalrat an und beschwert sich über eine vermeintlich zu schlechte Beurteilung. Der Beurteiler wird dadurch in Rechtfertigungsdruck gebracht, da er erklären muss, wie diese Beurteilung entstanden ist. Eventuell muss er Zeugen für seine Aussagen benennen, wird also in seiner Funktion als Beurteiler selbst hinterfragt und beurteilt.

Seine Vorgesetzten erwarten hingegen, dass er professionelle Beurteilungen verfasst, nach denen Personalentscheidungen getroffen werden können.

Der Beurteiler steht also vor der schwierigen Aufgabe, alle, auch seine eigenen, Interessen zu wahren und den Beurteilungsprozess optimal zu gestalten. Für eine gute Beurteilung, die auf alle Beteiligten möglichst förderlich wirkt, ist deshalb wichtig, dass er

- sich seiner eigenen Interessen und seines Leitbilds bewusst ist
- über das Unternehmensleitbild gut informiert ist
- über fundierte und zuverlässige Beurteilungskriterien verfügt
- Beurteilungskriterien seinen Vorgesetzten und Mitarbeitern gegenüber transparent machen und vertreten kann
- sich seiner Verantwortung für die sorgfältige Erstellung seiner Beurteilung bewusst ist

- die unterschiedlichen Erwartungen und Interessen aller am Beurteilungsprozess Beteiligten kennt und diese möglichst gut miteinander in Einklang bringen kann
- über gute Kommunikationsfähigkeiten und Integrität verfügt, d. h. Vertrauen und Respekt des Beurteilten erwerben kann.

In dem Maße, in dem ein Beurteiler über die Qualität seiner Beurteilungen spricht und den Beurteilungsvorgang selbst kommuniziert, werden die oben genannten Anforderungen an ihn erfüllbar sein.

Sichtbares Ergebnis gut kommunizierter Beurteilungspraxis ist
- die Minimierung von Beurteilungsfehlern
- die Entwicklung gemeinsamer Beurteilungskriterien
- die Entwicklung einer gemeinsamen Beobachtungspraxis als Grundlage für die Beurteilungen.

Rollenkonflikte lösen sich in dem Maße auf, in dem die Unternehmensphilosophie des Unternehmens und die daraus abgeleiteten Leitbilder für die Pflege systematisch umgesetzt werden. Die Konfliktlösung steckt in der Besinnung auf die gemeinsamen Ziele und die damit verbundenen Verhaltensweisen.

4.4 Geschlechtsspezifische Beurteilungskriterien

Managementbücher werden vorwiegend von männlichen Autoren geschrieben, dementsprechend beziehen sie sich hauptsächlich auf „männliche" Beurteilungskriterien. Die Übertragung dieser Beurteilungskriterien und Sichtweisen auf einen Frauenberuf wie die Pflege führt erfahrungsgemäß zu Problemen. Dies ist auch deshalb der Fall, da sich immer noch viele weibliche Führungskräfte in der Pflege nicht dem Management zugehörig fühlen. Sie beziehen daher viele Inhalte aus der vorhandenen Literatur nicht auf sich.

Das Anliegen dieses Kapitels ist es nicht, bisher beschriebene Ansätze für Beurteilungen völlig beiseitezuschieben und neue, „frauenspezifische" zu entwickeln. Vielmehr geht es darum, den frauenspezifischen Umgang mit Beurteilungen zu betrachten und damit eine Ergänzung und einen neuen Blickwinkel zu schaffen.

Frauen wird nachgesagt, dass sie beziehungsorientierter sind als Männer, die sich mehr um die Erfüllung einer Aufgabe kümmern. Dies lässt sich teilweise durch Aussagen von weiblichen Beurteilerinnen belegen, die angeben, in Konflikte zu geraten, wenn
- sie Kritik üben und einen Mitarbeiter negativ beurteilen müssen
- sie Entscheidungen zu treffen oder zu vertreten haben, die nicht in Einklang mit den Wünschen oder Interessen der Mitarbeiter stehen
- sie befürchten, dass die Beziehungen zu ihren Mitarbeitern leiden könnten.

Allen Konfliktsituationen ist gemeinsam, dass die Harmonie, die als Wunsch häufig von Frauen geäußert wird, gefährdet ist. Vielfach wählen Beurteilerinnen dann den Weg des geringeren Widerstands, äußern z. B. ihre Beurteilungen nicht so, wie es eigentlich nötig wäre, sondern mildern diese stattdessen ab (➤ Kap. 4.2.3). Dies ist allerdings nur eine Seite dieser Beziehungsorientierung. Es wird auch häufig gesagt, dass Frauen „menschlicher" beurteilen würden, mit mehr Einfühlungsvermögen und Verständnis für ihr Gegenüber. Sie seien bemüht, eine Lösung zu finden, die beiden Parteien gerecht wird, und nutzten die guten Beziehungen, um gerade schwierige Gespräche und Situationen möglichst positiv zu beeinflussen.

Aus der Kommunikationstheorie ist bekannt, dass Kritik umso besser angenommen werden kann, je besser die Beziehung zwischen zwei Kommunikationspartnern ist. Frauen können mit den ihnen spezifischen Fähigkeiten in Beurteilungssituationen eine günstige Atmosphäre und damit mehr Akzeptanz der zu verändernden Faktoren schaffen. Damit können sie sich neben ihrer Beziehungsorientierung auch der Aufgabenerfüllung widmen, um erfolgreich und effektiv zu sein.

Es ist möglich, dass sich die Unternehmen von den bisherigen hierarchischen Strukturen wegentwickeln, hin zu kooperativ arbeitenden Systemen, die nur wenige Hierarchieebenen haben und auf dem Kooperations- statt Konkurrenzgedanken aufgebaut sind. B. Westerholt nennt dazu einen Artikel der Zeitschrift „Capital" vom Sommer 1994 über Veränderungen in Unternehmen: „Dort arbeiten Mitarbeiter mehrerer Hierarchieebenen, mit verschiedenem Erfahrungshintergrund und unterschiedlichen Kenntnissen und Fähigkeiten, in Projektgruppen zusammen. Es sei nicht mehr jeder einzelne für Teilbereiche, sondern die Gruppe als ganze für den gesamten Prozess verantwortlich. Diese Prozessorientierung habe die herkömmliche Organisation in einigen Unternehmensbereichen bereits abgelöst. Entsprechend seien neue Anforderungen an Führungskräfte zu stellen: nicht mehr Chefallüren und Einzelkämpfertum seien gefragt, sondern Gesamtverantwortung, Konfliktbereitschaft und Teamfähigkeit" (Westerholt 1995, S. 73).

In leitenden Positionen werden dann eher Menschen gebraucht, die kreativ, sozial kompetent und an verträglichen Lösungen interessiert sind statt am eigenen Machtausbau. Westerholt hält dies für typisch weibliche Eigenschaften einer Führungskraft. Ähnliche Aussagen findet man in „Vertrauen führt" von Reinhard K. Sprenger: „Frauen haben alles, was für Führung nötig ist! Was Männer erst mühsam lernen müssen [...], das haben Frauen bereits: Organisationstalent, vernetztes Denken, Paradoxien erkennen und handlungsfähig bleiben, soziales Breitbandempfinden, situationsangemessenes Entscheidungsvermögen, Kommunikationstalent mit wechselnden Adressaten, Multitasking, das parallele Lösen vieler Aufgaben" (Sprenger 2002, S. 155).

! MERKE

Männliche und weibliche Führungskräfte können voneinander lernen, wenn sie nicht darauf bestehen, dass nur ihr Führungsstil „der richtige" ist, sondern dass für unterschiedliche Situationen verschiedene Stile gebraucht werden. Setzen Führungskräfte diese Erkenntnis um, wird sich ein verträglicherer und menschenwürdigerer Arbeits- und Umgangsstil für alle Beteiligten etablieren.

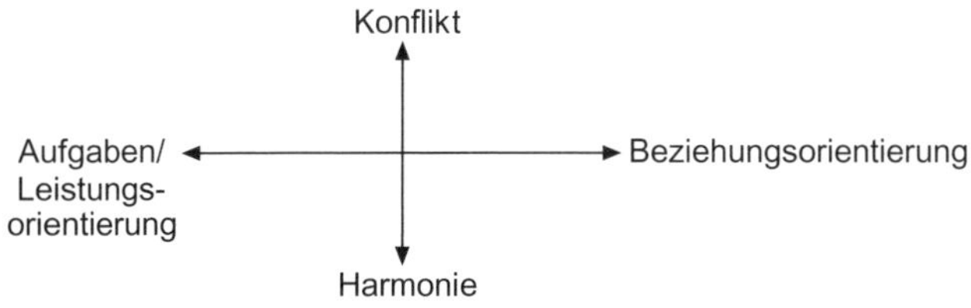

Abb. 4.3 Konflikt-Harmonie-Fadenkreuz.

Beurteilertraining

Übung Nr. 9: Beobachten Sie sich und analysieren Sie mithilfe der folgenden Fragen Ihren eigenen Beurteilungsstil:

- Bitte ordnen Sie sich in das Fadenkreuz der Beurteilungsstile in ➤ Abb. 4.3 ein, indem Sie nach eigener Einschätzung einen Punkt festlegen. Zum Vergleich zeichnen Sie auch andere Personen Ihres Umfeldes ein!
- Worin genau unterscheidet sich mein Beurteilungsstil von dem anderer Beurteiler?
- Wie stark orientiere ich mich im Vergleich zu meinen männlichen/weiblichen Kollegen an den Beziehungen zu meinen Mitarbeitern? Welche Konsequenzen hat das?
- Wie stark orientiere ich mich im Vergleich zu meinen männlichen/weiblichen Kollegen an den Leistungen meiner Mitarbeiter? Welche Konsequenzen hat das?
- Ist mein Beurteilungsstil insgesamt eher beziehungs- oder leistungsorientiert?
- Welche ergänzenden Aspekte könnte ich von meinen männlichen/weiblichen Kollegen übernehmen?

4.5 Beurteilerkompetenzen

Zusammenfassend lassen sich spezielle SQ für Beurteiler formulieren und in Form der schon bekannten Systematik für Beurteilungskriterien aus ➤ Kap. 3.4 darstellen. ➤ Abb. 4.4 zeigt exemplarische Beurteilungskriterien für Beurteiler in der Pflege.

Beurteilertraining

Übung Nr. 10: Ziehen Sie die Beurteilungskriterien aus ➤ Abb. 4.4 heran. Wie beurteilen Sie sich selbst, und wie werden Sie von Mitarbeitern, anderen Beurteilern aus Ihrem Bekanntenkreis oder Ihren Vorgesetzten beurteilt? Vergleichen Sie.

Exemplarische Beurteilungskriterien Beurteiler in der Pflege

Folgende Fachkompetenzen sind zu beurteilen	**Fachkompetenz**				
	⊖		⇔		⊕
Wissensstand zur Mitarbeiterbeurteilung	☐	☐	☐	☐	☐
Korrektes Anwenden der vorgegebenen Beurteilungsinstrumente	☐	☐	☐	☐	☐
Entwicklung neuer Beurteilungsinstrumente	☐	☐	☐	☐	☐
Persönlicher Einsatz zur Umsetzung von Beurteilungsmaßnahmen	☐	☐	☐	☐	☐
Gestaltung der Ablauforganisation im Beurteilungsbereich	☐	☐	☐	☐	☐
Wissensstand zu rechtlichen Bestimmungen und Anwendung	☐	☐	☐	☐	☐
Wissensstand zu Unternehmensleitbild und Anwendung	☐	☐	☐	☐	☐
Wissensstand zu Pflegeleitbild und Anwendung	☐	☐	☐	☐	☐
Wissensstand zu konkreten Zielen des Arbeitsbereichs u. Anwendung	☐	☐	☐	☐	☐

Folgende Sozialkompetenzen sind zu beurteilen	**Soziale Kompetenz**				
	⊖		⇔		⊕
Kommunikationsfähigkeit mit Beurteilten	☐	☐	☐	☐	☐
Kommunikationsfähigkeit mit Vorgesetzten und anderen Beurteilern	☐	☐	☐	☐	☐
Feedbackfreundlichkeit	☐	☐	☐	☐	☐
Persönlicher Einsatz zur Schaffung eines feedbackfreundlichen Arbeitsklimas (Feedbackkultur)	☐	☐	☐	☐	☐
Kooperationsfähigkeit mit Mitarbeitern des Arbeitsbereichs	☐	☐	☐	☐	☐
Kooperationsfähigkeit mit Vorgesetzten und anderen Beurteilern	☐	☐	☐	☐	☐
Konfliktfähigkeit	☐	☐	☐	☐	☐
Umgehensweise mit Kritik	☐	☐	☐	☐	☐
Verbindlichkeit/Commitment	☐	☐	☐	☐	☐
Zugewandtheit/Beziehungsfähigkeit	☐	☐	☐	☐	☐
Rollenklarheit	☐	☐	☐	☐	☐
Reflexionsfähigkeit der eigenen Handlungsweise	☐	☐	☐	☐	☐
Supervisionsfähigkeit	☐	☐	☐	☐	☐
Supervisionsbereitschaft	☐	☐	☐	☐	☐

Folgende Methodenkompetenzen sind zu beurteilen	**Methodenkompetenz**				
	⊖		⇔		⊕
Sorgfalt	☐	☐	☐	☐	☐
Transparenz für den Weg der Beurteilungsentstehung	☐	☐	☐	☐	☐
Transparenz des Beurteilungsverfahrens	☐	☐	☐	☐	☐
Verhaltensorientierung	☐	☐	☐	☐	☐
Fähigkeit zur Verhaltensbeobachtung	☐	☐	☐	☐	☐
Fähigkeit zur Konkretisierung	☐	☐	☐	☐	☐
Systematik	☐	☐	☐	☐	☐
Zielorientierung	☐	☐	☐	☐	☐
Problemlösungsfähigkeit	☐	☐	☐	☐	☐

Abb. 4.4 Beurteilungskriterien für Beurteiler in der Pflege.

Beurteilertraining

Übung Nr. 11: Erstellen Sie analog zu ➤ Tab. 4.3 eine Systematik zu den einzelnen Beurteilungskriterien für Beurteiler (➤ Abb. 4.4). Hierfür helfen Ihnen folgende Fragen:
- Für den Bereich der Fachkompetenz: Woran ist beispielsweise zu beobachten, dass ein Beurteiler über das Unternehmens- und Pflegeleitbild Bescheid weiß und dieses Wissen in den Beurteilungen anwendet und benutzt?
- Für den Bereich der Methodenkompetenz: Woran ist zu beobachten, dass ein Beurteiler sorgfältig, transparent, verhaltensorientiert, konkret, zielorientiert und systematisch vorgeht?
- Für den Bereich der sozialen Kompetenz: Woran ist zu beobachten, dass ein Beurteiler feedbackfreundlich, konfliktfähig, verbindlich, zugewandt, reflexionsfähig und supervisionsbereit ist?

4.6 Beurteilung der Teamfähigkeit mit dem Team Management System

Die Pflege ist im Vergleich zu anderen ein sehr stark teamorientiertes Berufsbild, in dem es deswegen besonders wichtig ist, die Fähigkeiten der Beteiligten, im Team zu arbeiten, treffsicher einschätzen zu können. Aus diesem Grunde stellen wir hier das Ergebnis einer Forschung vor, die sich besonders mit der Beurteilung von Teamfähigkeit beschäftigt hat. Das australisch-englische Forscherduo Charles Margerison und Dick McCann nutzt seit zwei Jahrzehnten die empirische Managementforschung, um Erfolgs- und Misserfolgsfaktoren der Teamentwicklung zu ermitteln. Es verfolgt dabei kontinuierlich das Ziel, die Effektivität der Teamarbeit zu verbessern und die intrinsische Motivation und Arbeitszufriedenheit von Menschen am Arbeitsplatz zu erhöhen (Arbeitszufriedenheit). Dies wirkt sich zwangsläufig und folgerichtig auch auf das Beurteilungswesen aus, denn Teamzusammenstellungen sind Ergebnis von Beurteilungen. Aus den Daten dieser Teamerfolgsforschung im Rahmen des Institute of Management Studies in Brisbane/Australien entwickelten sie das Margerison/McCann Team Management System, ein inzwischen weltweit bekanntes Modell für Personal-, Team- und Organisationsentwicklung, das sich in der Praxis auch als gute Unterstützung bei der Beurteilung von Teamfähigkeit herausgestellt hat.

Es muss allerdings darauf hingewiesen werden, dass die systematische Anwendung des Systems in seiner Form als faktorenanalytisch gestützter Fragebogen für Beurteilungszwecke einer akkreditierten Fachkraft vorbehalten ist, die den empfohlenen Anwendungsrichtlinien folgt. Hier soll das als Kreislauf dargestellte Modell zur Erweiterung und Komplettierung des Schlüsselqualifikationsansatzes dienen sowie eine differenziertere Sichtweise der häufig allzu allgemein gehaltenen Aussagen zum Thema Teamfähigkeit eröffnen.

4.6.1 Schlüsselqualifikation Teamfähigkeit

Ein wesentliches Merkmal von Teams ist es, dass nicht nur verschiedene Fachkompetenzen, sondern verschiedene Persönlichkeiten zusammenkommen, um eine Aufgabe zu bearbeiten, die man nicht alleine bearbeiten kann, oder ein Ziel zu erreichen, das man nicht alleine erreichen kann. Für ein Team, so könnte man meinen, wäre diese Unterschiedlichkeit von Nutzen, da sie eine große Bandbreite an möglichen Problemlösungen garantiert. Häufig ist jedoch gerade die Unterschiedlichkeit Ursache von Konflikten, bei denen es im Wesentlichen ums Rechthaben geht oder in denen „ein Zwerg dem anderen vorwirft, dass er so klein ist".

! MERKE

Teamfähigkeit kann definiert werden

- als die Fähigkeit, Unterschiede in der Arbeitsweise von Menschen zu erkennen und produktiv zu nutzen, um das Arbeitsziel schneller und effektiver zu erreichen. Diese Fähigkeit brauchen **alle** Teammitglieder. Ist ein Mitglied nicht teamfähig, leidet die Fähigkeit des ganzen Teams.
- als Fähigkeit zum Erfassen von komplementären Beziehungen und das entsprechend adäquate Handeln. Menschen müssen sich demnach ergänzen, nicht behindern. Sie müssen verschiedene Fähigkeiten verschiedener Menschen sinnvoll verbinden können, um teamfähig zu sein.

Teamfähigkeit ist Ausbildungsziel im Krankenpflegegesetz (1.1.2004). In Abschnitt 2, § 3 (2) wird gefordert: „Die Ausbildung für die Pflege nach Abs. 1 soll insbesondere dazu befähigen [...] interdisziplinär mit anderen Berufsgruppen zusammenzuarbeiten und dabei multidisziplinäre und berufsübergreifende Lösungen von Gesundheitsproblemen zu entwickeln." Analog steht im Altenpflegegesetz § 3: „Darüber hinaus soll die Ausbildung dazu befähigen, mit anderen in der Altenpflege tätigen Personen zusammenzuarbeiten und diejenigen Verwaltungsarbeiten zu erledigen, die in unmittelbarem Zusammenhang mit den Aufgaben in der Altenpflege stehen."

Um Teamfähigkeit zu fördern, ist es notwendig, die Fähigkeiten und Verhaltensweisen der Teammitglieder zu kennen, sie wertschätzend beschreiben zu können und sie situationsadäquat zu aktivieren. Dies gilt insbesondere berufsgruppenübergreifend. Teamfähigkeit setzt Ambiguitätstoleranz voraus, also die Fähigkeit, subjektiv nicht vereinbare Unterschiede im eigenen Bewusstsein zuzulassen und zu ertragen.

4.6.2 Persönlichkeitsmerkmale als Landmarken

Persönlichkeitsmerkmale sind abstrakte Begriffe, die im Rahmen psychologischer Persönlichkeitstheorien die Dimensionen (die Ecken und Kanten) einer Persönlichkeit beschreiben. Da Menschen mehrdimensional sind, gibt es eine Reihe von Merkmalen, mit denen sich ein Mensch beschreiben lässt. Es gibt Persönlichkeitstests, die viele Faktoren gleichzeitig messen und zueinander in Beziehung setzen. Damit entsteht ein Bild oder

Profil eines Menschen mit der Ausprägung der Faktoren als Eckdaten. Die Persönlichkeit wird zu einem individuellen Universum, welches sich innerhalb der untersuchten Dimensionen aufspannt, sie stellt sich gewissermaßen als Landkarte dar. Mithilfe solcher Merkmalsdimensionen lässt sich auch die Teamfähigkeit als eine durch die Persönlichkeit beeinflusste SQ darstellen.

Strukturiertheit und Flexibilität bilden beispielsweise eine Merkmalsdimension. So ist es genauso wichtig, sich an einen Plan halten zu können, also strukturiert zu sein, als auch diesen Plan ggf. über den Haufen werfen zu können, also flexibel zu sein, wenn sich wichtige Rahmenbedingungen geändert haben. In einem Team muss es beide Fähigkeiten geben, damit komplexe Teamziele erreicht werden können. Unter komplexen Zielen verstehen wir Dinge wie die Strukturierung des Tagesablaufs einer Station. Differenzen kann es geben zwischen Mitarbeitern, die mehr Planung und Planbarkeit des Tages einfordern, und jenen, die sich dadurch in ihrer Tagesgestaltung eingeengt und behindert fühlen. Zunächst einmal fühlen sich beide Seiten im Recht und sind es möglicherweise sogar, denn die einen können bessere Ergebnisse erzielen, wenn ihr Tagesablauf strukturierter ist, die anderen, wenn sie flexibler sind.

Deutlich wird hier, dass die konkrete Arbeitsaufgabe Anforderungen an die Persönlichkeit stellt, die diese mit ihren Fähigkeiten beantworten muss. Insofern ist es wichtig, die Landkarten nicht nur auf die Mitarbeiter anzuwenden, sondern auch auf die Arbeitsanforderungen. Die beiden Landkarten können dann miteinander verglichen werden.

Beispiel

In einem Stationsteam gibt es regelmäßig Streit darüber, ob man nach dem Frühdienst erst nach Hause geht, wenn alles aufgeräumt ist – auch wenn sehr viel zu tun ist –, oder ob man dem Spätdienst unerledigte Dinge zur Nacharbeit überlassen dürfe. Die im Frühdienst Beschäftigten klagen regelmäßig über Überlastung und fordern, aus dem Spätdienst eine Kraft abzuziehen und stattdessen mit mehr Leuten im Frühdienst zu arbeiten. Viele, die diese Forderung stützen, sind nicht willens, Aufgaben aus dem Frühdienst in den Spätdienst zu verlegen, mit dem Argument, das müsse morgens gemacht werden. Da man sich nicht einig wird, beschließt die Stationsleitung eine gleichmäßigere Verteilung von Aufgaben über den Tag, um der Überlastung zu begegnen. Nach etwa einem halben Jahr stellt sie fest, dass wider Erwarten nach einer vorübergehenden Veränderung der alte Zustand zu nahezu 100 % wieder eingetreten ist. Alle Aufgaben sind wieder in den Frühdienst „gewandert".

Im Gespräch mit den Beteiligten stellen wir fest, dass das Phänomen durch folgenden Umstand zustande kommt: Die meisten Teammitglieder sind ausgesprochen umsetzungsorientiert und haben innerlich den dringenden Wunsch, die Arbeit immer pünktlich abzuschließen. Sie ziehen eine innere Befriedigung daraus, wenn sie das hinkriegen, und übergeben ungern Unerledigtes an andere, weil sie glauben, dann weniger wert zu sein. Sie definieren „fertig werden" als Erfolg und wesentlichen Faktor für ihre subjektive Motivation und Arbeitszufriedenheit.

Diese starke Umsetzungsorientierung mit ihren Erkennungsmerkmalen und Beweggründen sind für den Beurteiler ein Orientierungspunkt auf der Landkarte der Beurteilung und gleichzeitig ein Hinweis auf die Landkarten, nach denen sich die Beteiligten orientieren. Diese Landmarken sind messbar und auf einer Skala von Strukturiertheit und Flexibilität darstellbar. ■

4.6.3 Das Team Management System nach Margerison/McCann

4

Das Team Management System unterscheidet zwischen Arbeitsfunktionen und Arbeitspräferenzen. **Arbeitsfunktionen** sind die der Arbeit inneliegenden Handlungsfelder, deren Anforderungen erfüllt werden müssen, um Aufgaben zu bewältigen und dies auch langfristig sicherzustellen. **Arbeitspräferenzen** sind gewohnheitsmäßige Vorlieben, die Teammitglieder bezüglich ihrer täglichen Arbeitsgestaltung haben. Arbeitserfolg und Arbeitsmotivation stellen sich ein, wenn die Arbeitsfunktionen den Arbeitspräferenzen der Teammitglieder entgegenkommen und wenn für die Ausführung aller Arbeitsfunktionen ausbalanciert gesorgt ist, sprich: Wenn man gut aufgestellt ist.

Arbeitsfunktionen

Margerison/McCann kamen zu dem Schluss, dass für erfolgreiche Teamarbeit acht Arbeitsfunktionen (➢ Tab. 4.5) plus eine Vermittlerfunktion (Verbinden) nötig sind (➢ Abb. 4.5). Diese Funktionen (8 plus 1) müssen im angemessenen Balanceverhältnis stehen. Zur erfolgreichen Teamarbeit ist also ein Team nötig, in dem diese Arbeitsfunktionen ausgewogen enthalten sind.

Tab. 4.5 Die verschiedenen Arbeitsfunktionen und was sie beinhalten

Arbeitsfunktion	Was beinhaltet sie
Beraten	Informationen sammeln und weitergeben
Innovieren	Ideen hervorbringen und mit ihnen experimentieren
Promoten	Möglichkeiten erkunden und präsentieren
Entwickeln	Anwendungen auswählen und planen
Organisieren	Menschen und Ressourcen einsetzen und organisieren
Umsetzen	Ergebnisse erzielen, Produkte und Dienstleistungen erbringen
Überwachen	Prozesse und Verträge kontrollieren und Qualität prüfen
Stabilisieren	Standards und Werte aufrechterhalten
Verbinden	Alle Funktionen vernetzen und bündeln

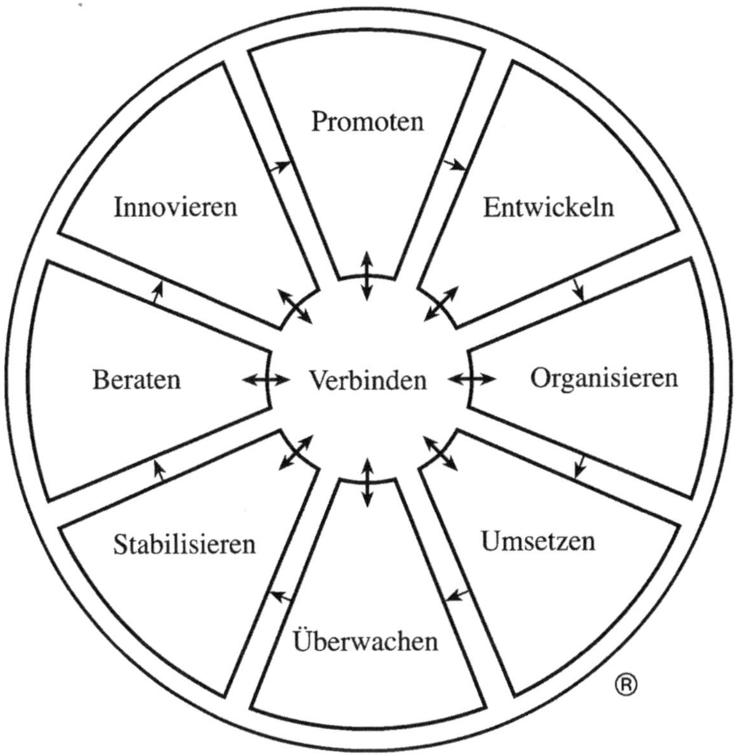

Abb. 4.5 Die einzelnen Arbeitsfunktionen aus ➢ Tab. 4.5 lassen sich in einem Management-Kreislauf darstellen und ergeben das Modell der Arbeitsfunktionen von Margerison/McCann.

Arbeitspräferenzen

Schlüsselbereiche der Arbeitspräferenzen

Um die Arbeitspräferenzen bestimmen zu können, wurden vier Schlüsselbereiche mit dazugehörigen Skalen definiert. Die Einstufung erfolgt entweder aufgrund eines ausführlichen Testergebnisses oder in vielen Fällen auch per Selbsteinschätzung unter Anleitung einer akkreditierten Fachkraft.

Kommunikationsverhalten

Die bevorzugte Art, mit anderen Menschen zu kommunizieren

Extrovertiert (E)	30	20	10	0	10	20	30	Introvertiert (I)

(E) **E**xtrovertierte Mitarbeiter ziehen es vor, sich mit anderen zu treffen, zu sprechen, an Sitzungen teilzunehmen, haben Spaß an sozialen Kontakten, „nehmen öffentlich Stellung, haben wenig Scheu, dabei zu improvisieren, diskutieren Ideen mit verschiedenen Personen und genießen eine Vielzahl an Aufgaben und Aktivitäten“ (Margerison/McCann 1993, S. 9).

(I) **I**ntrovertierte Mitarbeiter ziehen es vor, erst über etwas nachzudenken, „ehe sie sprechen, bereiten Gedanken innerlich gut vor, die sie öffentlich äußern wollen, arbeiten gern allein, konzentrieren sich lieber auf wenige Aufgaben zur gleichen Zeit und ergreifen bei Sitzungen weniger häufig das Wort“ (Margerison/McCann 1993, S. 9).

Informationsverhalten

Die bevorzugte Art, Informationen zu sammeln und zu nutzen

Praktisch (P)	30	20	10	0	10	20	30	Kreativ (K)

(P) **P**raktische Mitarbeiter „mögen klar definierte Aufgaben, arbeiten lieber mit erprobten Systemen und bewährten Standardverfahren, konzentrieren sich gern auf die Details und Fakten, die ihnen vorliegen und sehen die Dinge gern „realistisch“, so wie sie nun mal sind; Routinearbeit machen sie gern“ (Margerison/McCann 1993, S. 9).

(K) **K**reative Mitarbeiter mögen die Herausforderung unklarer Situationen und neuer Ideen, halten Ausschau nach zukünftigen Entwicklungsmöglichkeiten und Chancen, suchen immer nach dem „Neuen“ und halten weniger von Routinearbeiten.

Entscheidungsfindung

Die bevorzugte Art, Entscheidungen zu treffen

Analytisch (A)	30	20	10	0	10	20	30	Begründet auf Überzeugungen (B)

(A) **A**nalytische Mitarbeiter „suchen objektive Kriterien für Entscheidungen, sie fällen ihre Entscheidungen nach Faktenlage, sie setzen Ziele, ihr Engagement leitet sich aus den Zielen ab, die sie verfolgen; sie sind aufgabenorientiert und zielen auf maximale Resultate; wenn die Situation es offensichtlich verlangt, sind sie zu Veränderungen bereit“ (Margerison/McCann 1993, S. 9).

(B) Mitarbeiter, deren Entscheidungen auf Überzeugungen **b**egründet sind, haben die Tendenz, „ihre Entscheidungen eher vom Gefühl und ihren inneren Werthaltungen abhängig zu machen; sie lassen sich bei ihren Zielsetzungen von diesen Gefühlen und inneren Überzeugungen leiten, besitzen subjektiv gültige Kriterien (was ist in diesem Fall falsch oder richtig?), können sich für bestimmte Themen stark engagieren und wichtige Werte in Zeiten des Umbruchs vehement verteidigen“(Margerison/McCann 1993, S. 9).

Organisationsweise

Die bevorzugte Art, sich selbst und andere zu organisieren

Strukturiert (S) — 30 20 10 0 10 20 30 — Flexibel (F)

(S) **S**trukturierte Mitarbeiter „mögen ein gut strukturiertes Umfeld, Klarheit und Ordnung, sauber und aufgeräumt, optimal geeignet für schnelle Entscheidungen, die effizientes und effektives Handeln ermöglichen, sind zeit- und terminbewusst, tat- und aufgabenorientiert, nicht willens, einmal getroffene Entscheidungen zu verändern. Lieber organisieren sie Dinge und bringen etwas zum Abschluss, als dass sie sich mit langen Diagnosen aufhalten“(Margerison/McCann 1993, S. 9).

(F) **F**lexible Mitarbeiter „nehmen sich Zeit, um eine Situation sorgfältig zu erkunden, und warten mit ihren Entscheidungen, bis sie alle Informationen besitzen, die sie benötigen. Sie sind offen und neugierig und gehen mit Terminsetzungen lockerer um. Sie können ihre Meinung schnell ändern, wenn neue Informationen auftauchen, die es geraten erscheinen lassen, Veränderungen in den Blick zu nehmen“(Margerison/McCann 1993, S. 9).

Schlüsselqualifikationen und Arbeitsanforderungen

Die SQ sind bei jedem Menschen anders akzentuiert und ausgeprägt. Jede Ausprägung wird im Arbeitsalltag anders spürbar. Ist eine SQ bei einem Mitarbeiter sehr stark ausgeprägt, kann dies Probleme im Team verursachen, z. B.:

- Je extrovertierter ein Mitarbeiter ist, desto transparenter und offener wird sein Kommunikationsverhalten, aber auch ungefilterter; er neigt unter Umständen zu unbedachten Äußerungen, er wird seine Kollegen schon früh in seine noch unreifen Gedanken mit einbeziehen und ihnen damit möglicherweise Zeit stehlen oder einen Informationsoverkill produzieren. Dabei können extrovertierte Mitarbeiter zwar sich und ihre Ideen gut verkaufen, neigen aber umgekehrt möglicherweise zu dominantem Verhalten und dazu, schlechte Zuhörer zu sein.

- Je kreativer ein Mitarbeiter Informationen verarbeitet, desto eher wird es ihm langweilig, er wird sich neue Aufgabenfelder suchen und seine praktischen Kollegen in ihrer Routine immer wieder mit neuen Ideen „stören".
- Je mehr ein Mitarbeiter auf Überzeugungen begründet entscheidet, desto eher wird er wichtige Fakten vernachlässigen, mit analytisch orientierten Leuten Grundsatzdiskussionen führen, Prinzipientreue einklagen und bei Veränderungsprozessen als Korrektor wirken, nicht mitmachen oder innerlich kündigen, wenn diese nicht seinen Überzeugungen entsprechen.
- Je strukturierter ein Mitarbeiter ist, desto weniger flexibel ist er häufig, und desto mehr wird er mit flexiblen Mitarbeitern Kommunikations- und Kooperationsprobleme haben.

Es ist deshalb wichtig herauszufinden, welche Arbeitsanforderungen an einzelne Mitarbeiter gestellt werden und ob sie ihrer Präferenz entgegenkommen. Darüber hinaus ist wichtig, wie das Team sich zur Erfüllung seiner Aufgabe aufgestellt hat. Es macht keinen Sinn, einen kreativen Mitarbeiter allzu lange mit Routineaufgaben zu betrauen. Ihn entsprechend seiner Präferenz einzusetzen kann manchmal ungerecht wirken oder von anderen Mitarbeitern als ungerecht bezeichnet werden, aber es ist effektiv.

Die Bestimmung der Arbeitspräferenz

Um die Arbeitspräferenzen einzelner Mitarbeiter zu analysieren, schuf das Team Management System ein Schema, das diese einordnen kann. Bestimmt man die Zugrichtungen (Differenz der Antworttendenzen auf einer Skala) der Personen in den einzelnen Schlüsselbereichen, so ergibt sich eine Buchstabenabfolge, die in einem weiteren Rad analysiert werden kann (➤ Abb. 4.6).

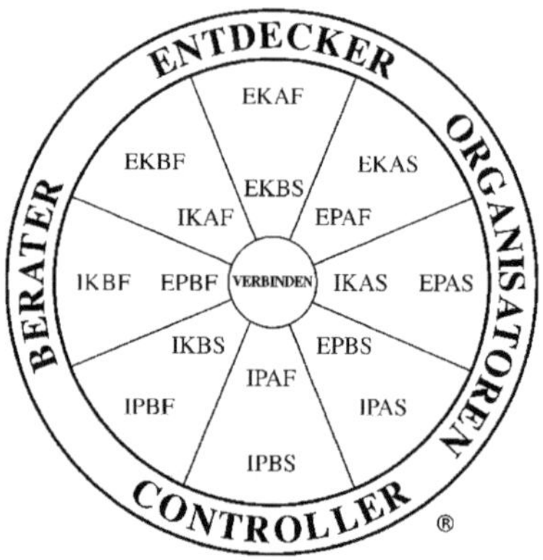

Abb. 4.6 In diesem Rad kann die Buchstabenfolge der Skalen für die Schlüsselbereiche zugeordnet werden (16-Sektoren-Modell des Team-Management-Rades von Margerison/McCann).

In einem weiteren Rad (➤ Abb. 4.7), dem Team-Management-Rad, lässt sich diese Zuordnung spezifizieren, indem nun die Arbeitspräferenzen dargestellt werden. So kann eine genaue Einordnung der Mitarbeiter zur Teamrolle (Informierter Berater, Kreativer Innovator, Entdeckender Promoter, Ausgewählter Entwickler, Zielstrebiger Organisator, Systemischer Umsetzer, Kontrollierender Überwacher, Unterstützender Stabilisator) erfolgen.

Verbinden

In der Mitte des Rades befindet sich die Funktion „Verbinden". Diese Funktion kann durch die Erfahrung in der Zusammenarbeit und Integration von Personengruppen erlernt werden.

Das Verbinden, d. h. die verbindende Funktion, ist dabei keine separate Teamrolle, sondern besteht aus einer Reihe von Fähigkeiten, die jeder Mitarbeiter entwickeln kann. Die am Rande des Team-Management-Rades (➤ Abb. 4.7) dargestellten zusammenfassenden Oberbegriffe Entdecker, Organisatoren, Controller und Berater beschreiben zwei Haupttätigkeiten „Entdecken und Kontrollieren" und zwei Hauptrollenpräferenzen „Beraten und Organisieren". Erfahrungsgemäß finden sich Menschen in einer Hauptrolle im

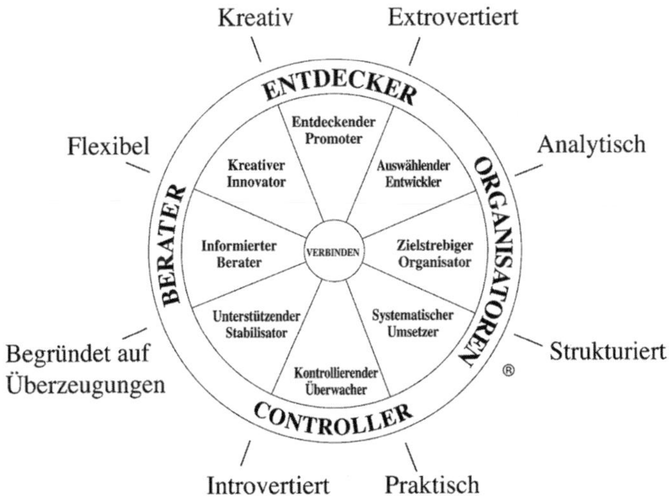

Abb. 4.7 Im Team-Management-Rad (Prado-Systems®) sind die Arbeitsfunktionen und Arbeitspräferenzen dargestellt. Eine Zuordnung zu den 8 Teamrollen kann nun erfolgen. Außerhalb des Rades sind die dahinter stehenden Eigenschaften hinzugefügt (Team Management Rad von Margerison/McCann mit Positionierung der Präferenzpole).

Rad und in den beiden angrenzenden Nebenrollen wieder. Selten (0,5 %) liegen Haupt- und Nebenrollen einer Person auf gegenüberliegenden Seiten des Rads.

Margerison und McCann machen zum Verbinden folgende Aussagen: „Im Gegensatz zu den Arbeitspräferenzen, die sich im Laufe der Jahre entwickeln und ziemlich stabil sind, können Fähigkeiten, Menschen miteinander in Verbindung zu bringen, erworben werden! Das Verbinden umfasst zwei Hauptaspekte: Das externe Verbinden: Darunter versteht man das Erschließen von externen Quellen und Kontakten für die Organisation und die Fähigkeit, Grenzen mühelos zu überschreiten. Das interne Verbinden: Wenn jemand das interne Verbinden beherrscht, kann er sehr gut Menschen integrieren und funktionierende Gruppierungen schaffen. Oft betrachtet man solche Leute als „Unternehmenspolitiker", und zwar im besten Sinne des Wortes" (Leitfaden zum Team Management Profil, deutsche Fassung, S. 14).

Margerison und McCann legen verschiedene Fähigkeiten vor, die für Führungskräfte als „linking skills" ausgewiesen werden. Diese Fähigkeiten verbinden Menschen und vernetzen Aufgaben. Ohne Verbinden der Aufgaben leidet die Arbeitsqualität, ohne Verbinden der Menschen leidet die Arbeitsatmosphäre. „Linking tasks" geschieht durch Ziele setzen, delegieren, Qualitätsstandards erarbeiten, Arbeit sinnvoll verteilen und Teams entwickeln. „Linking people" geschieht durch aktives Zuhören, Kommunikation (regelmäßig informieren), Schnittstellenmanagement (Team nach außen repräsentieren), Förderung zwischenmenschlicher Beziehungen (wechselseitiges Verständnis), Problemlösung und Beratung (Führungskraft als Coach!) und gemeinsame Entscheidungsfindung.

Leser, die sich vertieft mit der Bestimmung der Arbeitspräferenzen, den damit zusammenhängenden Schlüsselqualifikationen sowie den Ergebnissen der Teamerfolgsforschung für die Pflege beschäftigen möchten, finden weitere Ausführungen zum Team Management System online ⊞.

KAPITEL

5 Das Beurteilungsgespräch

Dieses Kapitel behandelt einerseits die soziale Kompetenz, die ein Beurteiler im Beurteilungsgespräch benötigt, andererseits den daraus resultierenden Lernnutzen für den Beurteilten. Da Lernen der Sinn von Beurteilungen ist, muss das Beurteilungsgespräch den Lernprozess sicherstellen, besonders da Einrichtungen im Gesundheitswesen allgemein immer mehr zu lernenden Organisationen werden. Die Beurteilung wird geradezu zum Instrument des Lernens am Arbeitsplatz, die Lernfähigkeit wird zum zentralen Beurteilungskriterium in der Pflege. Sie ist im Rahmen der sozialen Kompetenz der Schlüssel zu den SQ. Lernen ist eine zusammenfassende Bezeichnung für die Prozesse, die ein Individuum befähigen und veranlassen, sein Verhalten zu ändern mit dem Ziel, sich besser an die Umwelt anzupassen. Die Beurteilung ist ein Instrument, dass das Lernen am Arbeitsplatz ermöglicht, denn nur wenn man seine Schwächen und Stärken kennt, weiß man, an welchen Punkten man sich verbessern kann, wo „gelernt" werden muss. Die Beurteilung sollte deshalb zur optimalen Anpassung der Mitarbeiter an die Arbeitsumwelt des Krankenhauses beitragen. Die Arbeitsumwelt muss umgekehrt auch so gestaltet werden, dass individuelles Lernen möglich ist und persönliche Entwicklung gefördert wird. Beurteilen und Lernen im Krankenhaus sind eins. Wichtig ist, dass Lernen zielorientiert, geplant und strukturiert ermöglicht wird. Rahmenbedingungen, Ablauf und Inhalt des in diesem Kapitel beschriebenen Beurteilungsgesprächs sind also dementsprechend lern(ziel)orientiert und -freundlich aufgebaut.

WEITERFÜHRENDE LITERATUR ZUR LERNENDEN ORGANISATION
Senge, P.: Die V. Disziplin, Klett-Cotta, Stuttgart 2001, S. 15ff.

5.1 Grundlagen der Gesprächsführung

Regelmäßige Beurteilungsgespräche sind ein Schlüssel zu effektivem Leitungshandeln. „Mitarbeiterbeurteilung ist niemals Selbstzweck, sondern nur sinnvoll als Mittel zum Zweck, als Instrument der Führung" (Leuzinger/Luterbacher 1987, S. 484). Es handelt sich hier um geführtes Lernen. Das Beurteilungsgespräch ist gleichzeitig ein Führungs- und Lerninstrument. Um diesen Anforderungen zu genügen, muss ein Beurteilungsgespräch folgende Kriterien erfüllen:

- Es enthält konkrete Feedbacks (➤ Kap. 5.1.1) und sorgt durch Transparenz für gute Lernbedingungen.
- Es ist zielorientiert und zeigt damit offen die Richtung an, in die der Beurteilte sich entwickeln soll.
- Es enthält ein Problemlösungsverfahren und erhöht damit die Wahrscheinlichkeit eines Lernerfolgs.
- Es enthält ein Commitment, also eine Vereinbarung und innere Verpflichtung, das Ziel auf einem festgelegten Weg zu verfolgen.
- Es enthält eine Vereinbarung über die Evaluation und die Kriterien, nach denen der Lernerfolg beurteilt wird. So können Beurteilter und Beurteiler gemeinsam die Bedingungen für den Beurteilungsvorgang festlegen.

5.1.1 Feedbackorientierung

In diesem Abschnitt wird dargestellt, warum das Feedback im Beurteilungsgespräch so wichtig ist, wie ein gutes Feedback aussieht und was ein Beurteiler tun kann, um sein Feedback zu verbessern.

Feedback, was ist das eigentlich?

Feedback bedeutet wörtlich übersetzt „Rückfütterung". „Verfüttert" wird Information. Feedback heißt auch, dass wir etwas zurückbekommen (engl. zurück = back) und setzt damit eine Eingabe voraus.

Zwei an einem Gespräch beteiligte Partner sind abwechselnd Sender und Empfänger (➤ Abb. 5.1). Im Gespräch unterliegen sie einem ständigen Rollentausch. Die Reaktion, die das Feedback auslöst, wirkt auf denjenigen zurück, der es gegeben hat. Dieser Umstand erklärt das Spannungsfeld, in dem sich ein Vorgesetzter bewegt, der gleichzeitig Teammitglied ist und mit den Reaktionen der Kollegen auf die Beurteilung umgehen muss. Häufig bestimmen dann in Gedanken vorweggenommene Reaktionen die Urteilsbildung.

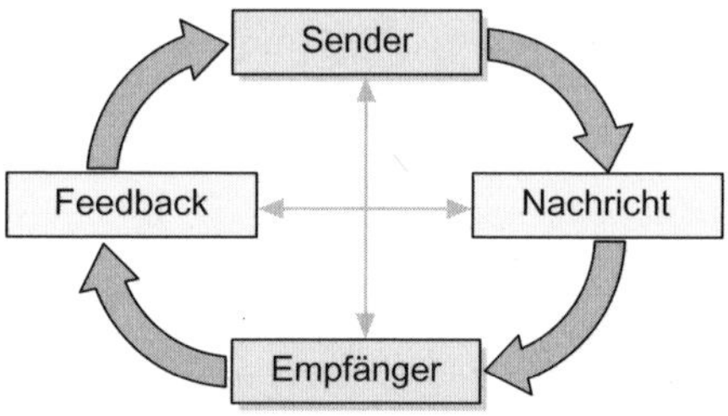

Abb. 5.1 Sender-Empfänger-Modell.

! MERKE

Feedback transportiert Fremdwahrnehmung. Ohne Feedback wüssten Menschen nicht, wie sie von anderen wahrgenommen werden, was andere über sie denken, und wie diese sie beurteilen.

Das Feedback kann also den „blinden Fleck" (➤ Kap. 4.2.2) verkleinern und damit zu einer verbesserten Realitätseinschätzung verhelfen. Wer schon jemals seine eigene Stimme vom Tonband gehört hat, kennt den großen Unterschied, den es zwischen Selbstwahrnehmung und Fremdwahrnehmung geben kann. Dieses Phänomen ist universell und gilt für alle Wahrnehmungsbereiche. Menschen nehmen sich selbst anders wahr, als andere sie wahrnehmen. Ein vollständiges Bild über sich bekommt man also erst über das Feedback, das eine Aussage darüber macht, wie man auf andere Menschen wirkt. Dann kann jeder Einzelne auch entscheiden, ob er so wirken will oder nicht. Ein qualifiziertes Feedback ist daher ein geeignetes Instrument, um Sichtweisen zu vervollständigen bzw. Denk- und Handlungsgewohnheiten zu überprüfen.

Feedbackkultur

Feedbackkultur ist definierbar als die Art und Weise, in der Feedback und Informationsaustausch im Arbeitsprozess ritualisiert und geregelt sind. Vier Annahmen begründen den Zusammenhang von Beurteilungspraxis und Feedbackkultur:

- Feedback ist ein kontinuierlicher und ganzheitlicher Prozess, nicht ein punktuelles Ereignis.
- Beurteilungen sind genau betrachtet ein „Sonderfall" des regelmäßigen Feedbacks über Belange.
- Das regelmäßige Feedback ist eine notwendige Vorstufe für gute Beurteilungen.
- Es gibt in der Beurteilung eine Inhalts- und eine Beziehungsebene. Die Inhaltsebene definiert sich aus der Pflegepraxis, die Beziehungsebene besteht aus den dazu erforderlichen Arbeitsbeziehungen.

Ein fehlendes pflegepraktisches Feedback beeinträchtigt die Beziehungsebene im Pflegeteam. Ein fehlendes Feedback auf der Beziehungsebene erschwert die Pflegepraxis. Alle nicht gegebenen Feedbacks erschweren die Beurteilung.

Geben sich die Mitarbeiter einer Station routinemäßig konkretes Feedback über die Arbeitspraxis und die Arbeitsbeziehungen, so ist eine Beurteilung keine außergewöhnliche oder überraschende Sache. In einem Beurteilungsgespräch wird nur noch einmal zusammengefasst, was aus dem Feedback ohnehin schon bekannt ist. Bleiben viele Fakten dagegen unausgesprochen, so kann ein Beurteilungsgespräch schon einmal böse Überraschungen bringen. Dies gilt z. B. für die Probezeit, in der Zwischengespräche häufig vernachlässigt werden. Deshalb wissen viele neu eingestellte Mitarbeiter oft sechs Monate lang nicht, ob sie für die Anstellung qualifiziert genug sind. Sie sind auf eigene Spekulationen angewiesen und haben, bedingt durch die dadurch entstehende Unsicherheit, häufig Integrationsschwierigkeiten und Selbstwertprobleme. Diese wiederum wirken sich auf die Beurteilung aus. Selbst im Abschlussgespräch bekommen neue Mitarbeiter dann keine konkrete und differenzierte, sondern nur eine recht allgemein gehaltene Beurteilung. Die Gründe, die dazu führen, dass neue Pflegefachkräfte in das Team übernommen werden oder nicht, sind selten so transparent, dass Lernprozesse stattfinden können. Später wird dann in Teamkonflikten häufig das nachgeholt, was in den Zwischengesprächen schon hätte geklärt werden müssen.

Zur Feedbackkultur gehören auch die emotionale Färbung und die Einstellung der Mitarbeiter zu den erforderlichen Feedbackvorgängen. Es bestehen mehr oder weniger ausgesprochene, aber weit verbreitete Annahmen, z. B. dass

- man sich nicht gegenseitig reinredet
- Konflikte nicht sein dürfen
- man Kritik nicht vor den Kollegen äußern darf, sondern nur im Zweiergespräch
- man sachlich bleiben muss und nicht emotional werden darf, obwohl man emotional ist.

Die „man"-Form ist hier bewusst gewählt, denn so existieren diese Annahmen in den Köpfen der Mitarbeiter. Diese ungeschriebenen Gesetze verhalten sich im Pflegealltag wie kollektive Glaubensgrundsätze und bilden eine beurteilungsfeindliche Gesprächskultur mit Tabucharakter, mit anderen Worten: Es ist schwer, ungeschriebene Gesetze zu hinterfragen und neu zu verhandeln. Das, was die Kommunikationspsychologen Metakommunikation nennen, ist bei „kollektiven Glaubensgrundsätzen" weitgehend ausgeschlossen. Unter Metakommunikation sei hier ein Gespräch auf einer anderen Ebene verstanden, im wahrsten Sinne von: „Lass uns mal darüber reden" (➤ Abb. 5.2). Folgendes Zitat erklärt, was ein Gespräch auf einer anderen Ebene sein kann: „Gemeint ist eine Kommunikation über die Kommunikation, also eine Auseinandersetzung über die Art, wie wir miteinander umgehen, und über die Art, wie wir die gesendeten Nachrichten gemeint und die empfangenen Nachrichten entschlüsselt und darauf reagiert haben" (Schulz von Thun 1989a, S. 91).

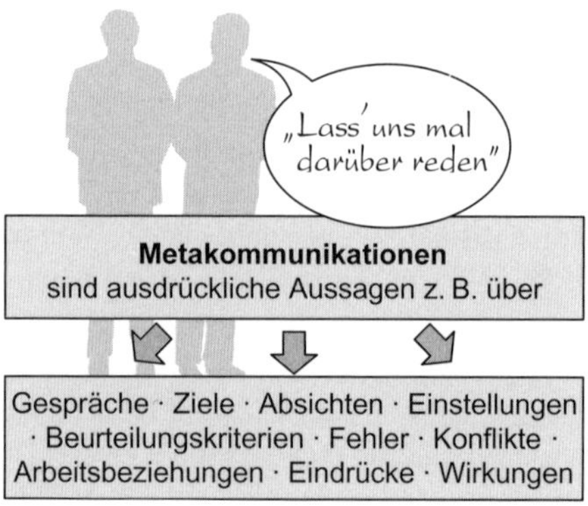

Abb. 5.2 Metakommunikation.

! MERKE

Metakommunikation liefert die „Gebrauchsanweisung" zur Entschlüsselung von Nachrichten. Diese für die Regelung des Arbeitsalltags so wichtige Kommunikationsebene bleibt den meisten Beteiligten verschlossen.

Beurteilung ist ihrem Wesen nach eine Metakommunikation, da sie eine ausdrückliche und bewertende Aussage über den Beurteilten und sein Verhalten im Arbeitsalltag enthält. Viele Verantwortliche scheuen sich davor, solche Aussagen zu machen. Sie tun etwas, was „man" sonst nicht tut. Das damit verbundene und häufig geäußerte schlechte Gewissen und die Schuldgefühle, die bei schlechten Beurteilungen entstehen, hängen ursächlich damit zusammen. Abhilfe kann ein beurteilungsfreundliches Arbeitsklima schaffen, in dem Fremdbeurteilung und Selbstbeurteilung enttabuisiert sind und ihren festen Platz haben. Dazu muss für die am Pflegeprozess beteiligten Mitarbeiter die Ebene der Metakommunikation erschlossen werden, was gleichzeitig ein wirkungsvolles Konfliktmanagement möglich macht. Diese Aufgabe obliegt der Leitung, die Vorbildcharakter hat. Sie metakommuniziert und sorgt dafür, dass die Mitarbeiter es ihr gleichtun. Sie installiert Gesprächsrunden und übt mit den Mitarbeitern, Feedback zu geben und anzunehmen. Sie fördert Kritik in der Gruppe und lässt sich nicht von ihren Mitarbeitern zu Einzelgesprächen zwingen. Sie spricht offen über Fehler und die sich daraus ergebenden Lernmöglichkeiten. Sie initiiert Kommunikationstrainings und Supervisionen, d. h. Weiterbildungsmöglichkeiten, bei denen die Mitarbeiter lernen, zu metakommunizieren. So gestaltet sie eine beurteilungsfreundliche Feedbackkultur.

! MERKE

Es ist gut, zu beurteilen.

Positives und negatives Feedback

Im Arbeitsalltag wird häufig von positivem oder negativem Feedback gesprochen, was fälschlicherweise oftmals mit Lob und Tadel gleichgesetzt wird. Gemäß der Systemtheorie ist darunter jedoch etwas anderes zu verstehen. Watzlawick, Beavin und Jackson schreiben beispielsweise in ihrem Buch über menschliche Kommunikation: „Rückkopplungen können bekanntlich positiv oder negativ sein. Die negative Form wird [...] viel häufiger erwähnt werden, da sie eng mit dem Begriff Homöostasis (des Ruhezustandes) verbunden ist und so eine wichtige Rolle bei der Herstellung und Erhaltung des Gleichgewichts in Systemen und daher auch in menschlichen Beziehungen spielt. Positive Rückkopplungen dagegen führen zu Änderungen im System, d. h. zum Verlust der Stabilität oder des Gleichgewichts" (Watzlawick/Beavin/Jackson 1990, S. 32). Gemeint ist damit, dass das negative Feedback einen ausgleichenden, korrigierenden Charakter hat, während das positive Feedback Ungleichgewicht fördert, wenn man das Gesamtsystem betrachtet. Soll beispielsweise auf einer Intensivstation, auf der alle Betten belegt sind, ein weiterer Patient aufgenommen werden, so wird die Stationsleitung die Aufnahme ablehnen, da die Station sonst überlastet wäre (negatives Feedback als Korrektur für ein Zuviel). Dieses Problem, das in der Zusammenarbeit zwischen Operationsabteilung und Intensivstation entstehen kann, kennen viele aus der Praxis. Würde die Stationsleitung immer Ja sagen, wenn ein weiterer Patient kommt (positives Feedback), so führte das über kurz oder lang zum Zusammenbruch des Gesamtsystems. Es wäre nicht mehr arbeitsfähig.

Da Stationsleitungen häufig einmal zu oft Ja sagen oder Ja sagen müssen, sind viele Intensivstationen chronisch überlastet. Das negative Feedback verlagert sich dann auf eine andere Ebene: z. B. sinkt die Pflegequalität, die Beschäftigten reagieren mit Demotivation. Auf jeden Fall aber ist die Ausgleichsreaktion unausweichlich.

! MERKE

In Systemen ist negatives Feedback ein Regelmechanismus und somit positiv zu bewerten.

Stationen, Krankenhäuser und ähnliche Einrichtungen sind Systeme, die ihrerseits wiederum Teile von größeren Systemen sind. Wenn es um die Regelung der Arbeitsbeziehungen geht, empfiehlt es sich also, das negative Image des negativen Feedbacks aufzuwerten. Es kann, wie das vorangegangene Beispiel zeigt, Arbeitsprozesse im Gleichgewicht halten und somit für Stabilität sorgen.

Feedback, Stagnation und Entwicklung

Gleichgewicht und Stabilität sind als Folge von Feedbackprozessen nicht die Regel und wegen der Gefahr von Stagnation auch nicht immer erwünscht. Entwicklung und Selbstorganisation stellen sich häufig fern vom Gleichgewicht ein (Capra 1996). Daher ist es nicht grundsätzlich schlecht, etwas oder jemanden aus dem Gleichgewicht zu bringen.

Wie sind diese Aussagen zu bewerten? Beurteilungen regeln das Gleichgewicht von Systemen und haben Auswirkungen auf deren Stabilität. Ein Beurteiler kann also einerseits systemstabilisierend wirken. Andererseits kann er auch Menschen und Arbeitszusammenhänge aus dem Gleichgewicht bringen, eine Schieflage erzeugen, Dinge ins Rutschen bringen oder kurz: Entwicklung fördern.

Beurteilern in der Pflege fällt es häufig sehr schwer, den destabilisierenden Aspekt der Beurteilung positiv und für den Beurteilten nutzbringend zu sehen. Zwar können kritische oder schlechte Beurteilungen den Betroffenen zunächst einmal aus dem Gleichgewicht bringen. Häufig wird dies dem Beurteiler sogar zum Vorwurf gemacht. Es sei aber darauf verwiesen, dass sich bei einer guten Begleitung durch den Beurteiler und seiner grundsätzlich positiven Förderungsabsicht für den Beurteilten die Chance ergibt, eine konkrete Verhaltensänderung oder Neuorientierung vorzunehmen. Damit kann eine Entwicklung in Gang gesetzt werden, die später zu einem neuen Zustand des Gleichgewichts führt.

! MERKE

Eine zu Unrecht ausgesprochene positive Beurteilung kann eine Veränderung zum Vorteil aller Beteiligten verhindern, da sie negative Entwicklungen verstärkt.

In welchem Falle sich Beurteilungen stabilisierend oder destabilisierend auswirken, zeigt ➢ Tab. 5.1.

Tab. 5.1 Auswirkungen von positivem und negativem Feedback

Art des Feedbacks	Gleichung	Ergebnis
Negative Zustände hält der Beurteiler durch positive Feedbacks im Gleichgewicht	− × + = −	Es bleibt so!
Negative Zustände bringt der Beurteiler durch negative Feedbacks aus dem Gleichgewicht	− × − = +	Es verändert sich! (Es kann nur besser werden!)
Positive Zustände bringt der Beurteiler durch negative Feedbacks aus dem Gleichgewicht	+ × − = −	Es verändert sich! (Es kann nur schlechter werden!)
Positive Zustände hält der Beurteiler durch positive Feedbacks im Gleichgewicht	+ × + = +	Es bleibt so oder verbessert sich!

Die Beurteilung ist ein Sonderfall des Feedbacks

Im Feedback können bis zu drei Aussagen gemacht werden:
- Eine Aussage über die Wahrnehmung, die eine Person hat.
- Eine Aussage über die Wirkung, die diese Wahrnehmung auf diese Person hat.
- Eine Aussage darüber, wie diese Person Wahrnehmung und Wirkung bewertet.

Beispiel

Ein Feedback kann z. B. nur die Aussage über die Wahrnehmung enthalten: „Der Patient klingelt."
Es kann zusätzlich die Wirkung beschreiben: „Es stört mich."
Dazu kann es noch eine Bewertung liefern: „Ich vermute, der Patient ist ungeduldig", oder: „Es ist unverzeihlich, dass es mich stört, da ich mich für eine gute Pflegekraft halte."

Eine Beurteilung muss eine Bewertung enthalten, deshalb ist sie auch als Sonderfall des Feedbacks zu betrachten. Häufig kommt es in der Beurteilungspraxis allerdings vor, dass die Beurteilung nur aus der Bewertung besteht und in Form einer Botschaft formuliert wird, z. B.: „Du bist faul." Dies verstößt gegen die Forderungen nach Sorgfalt, Transparenz und hohem Aussagegehalt (➢ Kap. 3). Insofern ist der Beurteiler angehalten, in der Beurteilung ein vollständiges Feedback zu geben, in dem Wahrnehmung, Wirkung und Bewertung ausdrücklich formuliert sind. Dabei gilt: Eine Wahrnehmung kann nicht falsch sein. Auch die Wirkung ist so, wie sie ist. Nur eine Bewertung kann richtig oder falsch sein.

Wege guten Feedbacks

Ein gutes Feedback berücksichtigt folgende Hinweise:

- **Einen positiven Kontakt sicherstellen:** Die günstigste Voraussetzung für ein Feedbackgespräch ist, wenn man um ein Feedback bittet oder gebeten wird. Feedback, das „so nebenbei" gegeben wird, kann unwirksam oder schädlich sein. Besteht kein oder ein gestörter Kontakt, erzeugt ein Feedback häufig Widerstand. Feedback wird am besten mit einer positiven Absicht gegeben, z. B. um wichtige Informationen zu vermitteln oder zu helfen, Fehler zu vermeiden bzw. Abläufe zu verbessern. Die Absicht sollte ausdrücklich transparent sein, damit die darin liegende Chance erkennbar wird.
- **Feedback möglichst gleich und unmittelbar geben:** Je länger das beobachtete Verhalten zurückliegt, desto unterschiedlicher ist die Situation den Gesprächspartnern in Erinnerung.
- **Das Wesentliche sagen:** Sagt der Feedbackgeber zu viel oder redet er „um den heißen Brei herum", geht das Wesentliche oft unter und statt der eigentlichen Botschaft wird Nebensächliches zum Thema.
- **Verallgemeinerungen vermeiden:** Die Bewertung liegt in der Verantwortung des Feedbackgebers. Sie ist sein persönliches „Machwerk" und muss als solches gekennzeichnet werden. Damit verbieten sich Verallgemeinerungen, da sie selten in dieser Form den Tatsachen entsprechen.
- **Sich auf ein konkretes Verhalten beziehen:** Je konkreter ein Feedback formuliert wird, desto hilfreicher ist es für den Empfänger (➤ Kap. 4.1.4).
- **Ausdrücklich Wahrnehmung und Wirkung von der Bewertung trennen:** Hierfür bietet sich folgender Gesprächsaufbau an: „Ich nehme wahr …, es wirkt auf mich …, ich bewerte es als …" Im Stationsalltag sind Wahrnehmungen tatsächlich beobachtetes Verhalten (➤ Kap. 4.1.3), das idealerweise dokumentiert ist. Eine Stationsleitung kann z. B. einer regelmäßig zu spät kommenden Mitarbeiterin sagen: „Sie sind dann und dann, so und so viel später gekommen (Wahrnehmung). Es stört mich, wenn ich auf Sie warten muss und die Übergabe nicht beginnen kann (Wirkung). Ich finde das unprofessionell, da Profis aus meiner Sicht eine funktionierende Zeitplanung haben (Bewertung mit Angabe des Bewertungsmaßstabs)."
- **Von der eigenen Person sprechen, nicht über das Gegenüber:** Hier können Ich-Botschaften als sprachliches Hilfsmittel verwendet werden, die etwas über die eigenen Wahrnehmungen, Wirkungen und Bewertungen aussagen (Schulz von Thun 1989a). Das Gegenteil sind so genannte Du-Botschaften, die eher geeignet sind, den anderen zu stigmatisieren, etwa: „Du bist ein schlechter Mitarbeiter."
- **Das Gegenüber nicht analysieren und interpretieren:** Dadurch kann leicht eine Atmosphäre entstehen, die vermittelt: „Ich bin etwas Besseres als du!"

- **Fair bleiben und niemanden absichtlich verletzen:** Jeder Feedbackgeber sollte sich prüfen, ob er es mit seiner positiven Absicht wirklich ehrlich meint. Ein Feedback, das nur benutzt wird, um jemanden zu tadeln oder gar zu verletzen, erzeugt entsprechende Reaktionen. Das mindert die Chance, dass das nächste Feedback vom Beurteilten gut aufgenommen wird und ihm weiterhilft.

5.1.2 Vier-Seiten-Modell mit erklärter Absicht

Das Quadrat der Nachricht (Schulz von Thun 1989a) ist inzwischen ein im deutschsprachigen Raum allgemein bekanntes und praktikables Kommunikationsmodell (➤ Abb. 5.1). Es beruht auf der Annahme, eine Nachricht, die zwischen Sender und Empfänger ausgetauscht wird, sei eine Verschlüsselung von mehreren Botschaften, die auf vier verschiedenen Ebenen liegen können:

- **Sachebene:** Worüber ich informiere.
- **Selbstkundgabe:** Was ich damit über mich aussage.
- **Beziehungsebene:** Wie ich von dir halte und wie ich zu dir stehe.
- **Appellebene:** Wozu ich dich veranlassen will.

Das leicht abgewandelte Modell (➤ Abb. 5.3) enthält zwei Besonderheiten gegenüber dem „klassischen Modell“ von Schulz von Thun (➤ Abb. 5.1). Es ist kreisförmig, um fließende Übergänge zwischen den Ebenen zu ermöglichen, und es enthält zusätzlich eine Aussage über die Absicht, mit der eine Nachricht verschlüsselt wurde. Für die Beurteilungspraxis ist dies wichtig, weil der Beurteiler sich über seine Absicht im Klaren sein

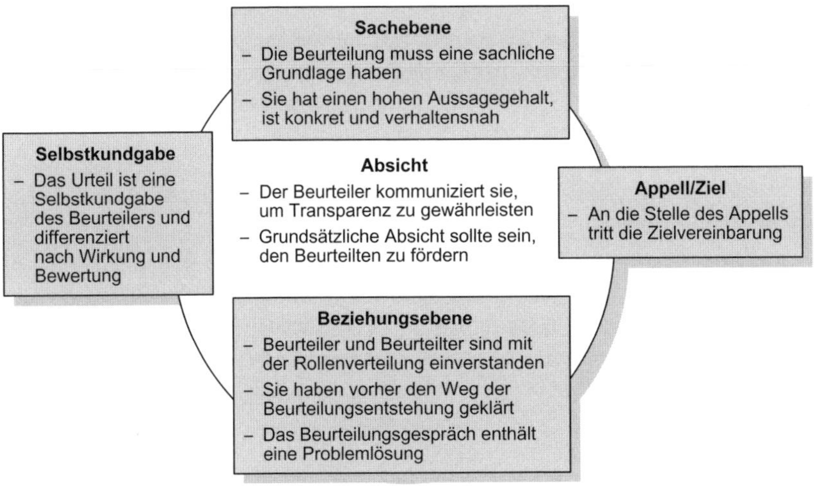

Abb. 5.3 Vier-Seiten-Modell, transferiert auf ein Beurteilungsgespräch.

muss. Zusätzlich muss er in der Lage sein, sie dem Beurteilten auch zu erläutern und zu verdeutlichen.

Der Weg der Urteilsentstehung (➤ Kap. 4.1) führt von der Sachebene zur Selbstkundgabe. Hier muss die Ableitung des Urteils aus den verhaltensnahen Beobachtungen konkret beschrieben werden.

! MERKE

Die Beurteilung ist als Selbstkundgabe zu formulieren und zu verstehen. Sie liegt damit in der vollen Verantwortung des Beurteilers. Sie ist keine Beziehungsaussage.

Es ist wichtig, dass sowohl Beurteiler als auch Beurteilter das verstehen und entsprechend senden und empfangen. Entwickelt der Beurteiler seine Bewertungen ohne entsprechendes Bewusstsein und Transparenz, oder empfängt der Beurteilte sie auf der Beziehungsebene, so laufen beide Gefahr, in „Teufels Küche" zu geraten. Häufig wird dann die Forderung nach Objektivität laut, weil die Beziehung die Beurteilung zu stark beeinflusst. Viele Beurteilungsfehler entstehen aus dem Einfluss der Beziehung auf die Beurteilung. Es ist natürlich möglich und häufig sinnvoll, Beurteilungen aus der Beziehungsebene abzuleiten, schon alleine deshalb, weil Beziehungsfähigkeit (z. B. die SQ Teamfähigkeit) beurteilt werden muss. Dies erfordert jedoch eine geklärte Beziehung zwischen Beurteiler und Beurteiltem, ständige Reflexion, ein entsprechendes Bewusstsein und am besten einen Zweitbeurteiler. Insofern ist die Beziehungsklärung eine wesentliche Aufgabe des Beurteilers. Er sorgt aktiv dafür, dass gute Beziehungen die Rahmenbedingungen für Beurteilungen sind. Er stimmt regelmäßig mit seinen Mitarbeitern ab, ob er seine Rolle als Beurteiler noch integer wahrnehmen kann. Ein wesentlicher Beitrag dazu ist, zusammen Überlegungen anzustellen, die zu einem Urteil führen.

Gemeinsam Ziele und Beurteilungskriterien entwickeln, gemeinsam evaluieren, gemeinsam ein transparentes Beurteilungssystem schaffen, das ist reine Beziehungsarbeit.

! MERKE

Es sollte möglichst immer deutlich werden, dass der Beurteiler die Absicht hat, den Beurteilten in seiner Entwicklung zu fördern. Dies ist die kommunikationstechnische Leistung, die es im Beurteilungsgespräch zu erbringen gilt.

Bei der weiteren Umsetzung des Vier-Seiten-Modells auf die Beurteilung sollte zudem der Begriff Appell durch den Begriff der Zielvereinbarung ersetzt werden. Schließlich möchte der Beurteiler erreichen, dass der Beurteilte ein bestimmtes Entwicklungsziel verfolgt und schließlich erreicht. Dies ergibt sich aus seiner Förderungsabsicht.

Beispiel

Das folgende Beispiel zeigt, wie sich durch die Anwendung des Vier-Seiten-Modells die Qualität einer Aussage verbessern kann. Dabei geht es um folgende Formulierung, die häufig im Sinne einer Zielvereinbarung verwendet wird:

„So geht das nicht mehr weiter! Du musst dich ändern!"
Zunächst verstößt diese Formulierung gegen die Forderung nach Verhaltensnähe, Konkretisierung und hohem Aussagegehalt (➤ Kap. 4.1.4). Sie ist völlig allgemein gehalten und insofern für den Beurteilten nicht oder kaum verwendbar. Es stellt sich die Frage, mit welcher Absicht die Aussage ausgesprochen wurde. Zwangsläufig hat sie eine erhebliche Wirkung. Die Aussage kann aber auch als Ausdruck der Verzweiflung des Beurteilers gesehen werden, dem keine konstruktive Aussage einfällt.

Auf den vier Kommunikationsebenen kann diese Aussage bei dem Beurteilten unterschiedliche Wirkungen haben:

- **Selbstkundgabe:** „Ich weiß jetzt nichts Konkretes, ich weiß nur, dass ich sozusagen im Ganzen gemeint bin und irgendwas – wie auch immer – anders werden muss."
- **Sachebene:** „Mein Beurteiler ist sehr unzufrieden mit allem, was ich bin und tue."
- **Beziehungsebene**: „Wenn ich mich im Ganzen nicht ändern kann, steht die Beziehung/meine Arbeitsstelle auf dem Spiel."
- **Appellebene:** „Ich muss mich ändern!"
- **Absicht:** „Ich kann nur spekulieren. Aber wenn er das so generell formuliert, will er mich vielleicht rausschmeißen, da ich vermute, dass er weiß, dass ich das so nicht leisten kann."

5

Es handelt sich also um einen direkten Appell mit weitreichender Wirkung:

- Für den Beurteiler stellt sich die Frage, ob er die Wirkung tatsächlich so beabsichtigt hat.
- Für den Beurteilten stellt sich die Frage, was konkret mit der Kritik gemeint ist. Am besten ist, er fragt sofort nach und trägt damit zur Konkretisierung bei.

Die Konkretisierung des Ziels des Beurteilers und die Wegbeschreibung, wie man es erreichen kann, ist aber die Aufgabe des Beurteilers. Die vierseitige Kommunikation mit erklärter Absicht (➤ Abb. 5.3) ist ein Instrument der Gesprächsführung, das ihm diese Aufgabe erleichtert. Hierfür muss er seine allgemeine Aussage etwa wie folgt präzisieren:

- **Selbstkundgabe:** „Ich bin mit dem augenblicklichen Zustand sehr unzufrieden."
- **Beziehungsbotschaft:** „Das hängt damit zusammen, wie du dich verhältst, und es stört mich so sehr, dass ich das Gefühl habe, dass es so nicht mehr weitergeht."
- **Genaue Beschreibung des Verhaltens auf der Sachebene:** „Das Verhalten, das mir missfällt, ist folgendes: …"
- **Konkrete Zielvorgabe:** „Ich möchte, dass du dich in Zukunft folgendermaßen verhältst: …"
- **Absichtserklärung, Angebot zur gemeinsamen Konkretisierung:** „Ich will jetzt mit dir besprechen, wie das genau aussehen kann, wie du dahin kommst, und was ich dazu tun kann, um dir den Weg zu erleichtern."

Nicht immer kann der Beurteilte aus dem Gesamtzusammenhang die Gründe für die Nachricht: „So geht es nicht weiter! Du musst dich ändern!", nachvollziehen. Keinesfalls ist es ihm möglich, die Veränderungsrichtung und das Ziel zu erfassen, das mit der Änderung erreicht werden soll. Das aufzuzeigen ist Aufgabe des Beurteilers. ▮▮

Vertiefte Einblicke in die Themen Kommunikationsstörungen und Übertragungsfehler beim Beurteilen sowie weitere Techniken der Gesprächsführung und Klärungshilfe sind im Internet ⊞ zu finden.

5.2 Phasen des Beurteilungsgesprächs

Die Struktur eines Beurteilungsgesprächs beinhaltet vier Phasen:
- Phase 1: Zielorientierung
- Phase 2: Beurteilung
- Phase 3: Problemlösung
- Phase 4: Commitment.

Diese Phasen haben Bausteincharakter. Das bedeutet, dass ein geübter Beurteiler sich nicht zwanghaft an diesen Ablauf hält, sondern relativ frei in der Gestaltung des Gesprächsablaufs ist, obwohl er alle vier Phasen hinreichend intensiv bearbeitet.

Die Aufteilung eines Gesprächs in diese Phasen leitet sich aus Vorgehensweisen aus dem Management by Objectives (MbO, ➤ Kap. 1.3.3), dem Total Quality Management (TQM, ➤ Kap. 1.3.2) und Erkenntnissen über Problemlösungsvorgänge aus der Lernpsychologie ab. Damit bekommt das Gespräch den förderlichen Charakter, der für das Lernen in der Organisation notwendig ist.

5.2.1 Phase 1: Zielorientierung

Ein Spruch lautet, dass man nicht nach einer Marke segeln kann, die am Bug des eigenen Schiffs befestigt ist. Ziele sind nichts anderes als übergeordnete Orientierungsmarken, nach denen sowohl Beurteiler als auch Beurteilter ihr Handeln ausrichten können.

Es gibt kein Beurteilungsgespräch ohne vorherige Zielvereinbarung

Das Beurteilungsgespräch ist kein Einzelereignis. Zu ihm gehört immer ein Zielvereinbarungsgespräch mit der dazwischenliegenden Umsetzungsperiode. Innerhalb dieser Periode, in der Erfahrungen gesammelt werden, findet die Verhaltensbeobachtung statt (➤ Kap. 4.1.3). Einer erneuten Zielvereinbarung mit Verhaltensbeobachtung folgt eine erneute Evaluation, sodass die Beurteilung zu einem kreisförmigen Prozess wird (➤ Abb. 5.4).

Auf diese Weise ist das Beurteilungsgespräch ein Instrument, mit dem alle Beteiligten aus Erfahrungen lernen können. Einerseits werden Ziele formuliert, andererseits aber auch in Form einer Ergebniskontrolle überprüft und evaluiert.

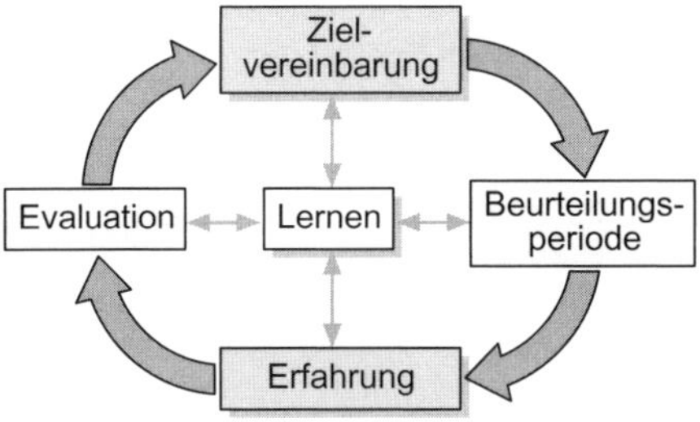

Abb. 5.4 Der Beurteilungskreislauf.

H. Knebel formuliert folgende zwei Vorteile: „1. Die Mitarbeiter kennen die Erwartungen, die an bestimmte Leistungsperioden geknüpft sind. 2. Die Beurteilung und Bewertung der Leistung orientiert sich an vorher festgelegten Zielen und Erwartungen, die Ergebnisse unterliegen also einem Soll-Ist-Vergleich, was die Beurteilung wesentlich versachlicht" (Knebel 1995, S. 187). Wichtig ist die gemeinsame Zielbildung mit dem Mitarbeiter, wobei der Vorgesetzte sein Ziel aus seiner Führungsverantwortung (Steuerung und Qualitätskontrolle) und der Mitarbeiter aus seiner Handlungsverantwortung (Realisierung) heraus definiert (Knebel 1995).

Eine gemeinsame Zielbildung verbessert die Motivation der Pflegenden. Hier liegt aber auch eine Schwierigkeit: Häufig sind selbst heute noch weder Unternehmensziele noch Ziele der Leitungen und der Pflegefachkräfte ausdrücklich bekannt und benannt, geschweige denn aufeinander abgestimmt. Eine Orientierung bietet das Pflegeleitbild (➢ Kap. 1.2.5), welches als Maßstab an die Beurteilungskriterien angelegt werden kann.

Ein weiteres Problem ist darin zu sehen, dass die einzelne Pflegefachkraft selten vollen Einfluss darauf hat, ob sie ein gesetztes Ziel erreicht oder nicht. Der Beurteiler muss daher über den Zielerreichungsgrad hinaus alle weiteren Einflussfaktoren erkennen, die die Zielerreichung fördern oder behindern und vom Mitarbeiter nicht verursacht sind. Diese Faktoren müssen bei der Beurteilung mitberücksichtigt werden, um dem Beurteilten gerecht zu werden.

Zielorientierte Gesprächseröffnung

Bei einer zielorientierten Gesprächseröffnung wird zu Beginn des Gesprächs das aktuelle Gesprächsziel benannt oder sich an die gemeinsam vereinbarten Ziele erinnert. Folgende Fragen sind hierfür nützlich:

- Welches war das Ziel, das wir uns im letzten Gespräch gesteckt haben?
- Sind wir darüber jetzt noch einer Meinung?

Gibt es noch keine Zielvereinbarungen, so beginnen die Gesprächspartner in der Phase 1 mit der Besinnung auf die übergeordneten Ziele des Unternehmens, die sich z. B. aus

Tab. 5.2 Formular Zielvereinbarung als Arbeitsgrundlage im Beurteilungsgespräch

Zielvereinbarung				
Name:	Geburtsdatum:	Beurteilungsperiode:	Datum der Zielvereinbarung:	
Funktion:	Station/Abteilung:	Beurteiler: Zweitbeurteiler:	Datum der Evaluation:	
Folgende Vereinbarungen werden getroffen:				
Gemeinsames Ziel Was soll erreicht werden?	**Handlungen/ Weg** Was muss dafür getan werden?	**Mittel** Was wird dafür gebraucht?	**Zeitpunkt** Bis wann?	**Beurteilungsmaßstab** Woran wird der Erfolg gemessen?

dem Unternehmens- und dem Pflegeleitbild ableiten. Diese Gesprächsphase endet mit einem Konsens über diese Zielsetzung.

Zielorientierte Beurteilung ist also ein systematisches Vorgehen mit zeitlichen Grenzen, d. h. mit einem Anfang und einem Ende. Dabei sollte das Ende ein neuer Anfang sein, keine Festschreibung oder Stigmatisierung.

5

! MERKE

Der Beurteiler bewertet nur das, was er zuvor mit dem Beurteilten vereinbart hat. Diese Aussage stellt in gewissem Sinne eine Verpflichtung dar. ➤ Tab. 5.2 kann als Strukturierungshilfe und gemeinsame Arbeitsgrundlage im Beurteilungsgespräch dienen.

Gemeinsame Ziele sind idealerweise eine Verschmelzung aus Unternehmenszielen, den Zielen der Vorgesetzten und den Zielen der Pflegefachkräfte, die sich aus dem Pflegeleitbild herleiten. Sie werden mit eigenen Worten erstellt und können in Ausnahmefällen auch mögliche Abweichungen von den übergeordneten Zielen begründen. Nach welchen Kriterien sich der Beurteiler bei Zielvereinbarungen richten kann, zeigt ➤ Tab. 5.3.

5.2.2 Phase 2: Beurteilung

Die Beurteilung ist ihrem Wesen nach ein Feedback in der Form eines Soll-Ist-Vergleichs. Dieser dient in der Beurteilungsphase einer Evaluation. Im Konzept „Führen mit Zielen“ (MbO, ➤ Kap. 1.3.3) entsteht die Beurteilung aus dem Vergleich der Zielsetzung mit dem Grad der Zielerreichung am Ende der Beurteilungsperiode. Entwicklungsziele können in verschiedenen Bereichen festgelegt werden. Sie betreffen genauso die konkrete Arbeit wie die Entwicklung bestimmten Verhaltens oder die Ausbildung bestimmter SQ. Diese Ziele können durch einen Soll-Ist-Vergleich überprüft werden.

Tab. 5.3 Zielkriterien und ihre Bedeutung (nach Wild, in: Wittlin 1985)

Zielkriterium	Bedeutung
Realistik	Ziele sind erreichbar
Operationalität	Ziele sind hinreichend präzise bestimmt
Ordnung	Mehrere Ziele werden nach Priorität in eine Rangfolge gebracht
Konsistenz	Ziele sind widerspruchsfrei aufeinander abgestimmt
Aktualität	Ziele werden regelmäßig überarbeitet und auf den neuesten Stand gebracht
Vollständigkeit	Das Zielsystem berücksichtigt alle wichtigen Ziele
Durchsetzbarkeit	Die Voraussetzungen für die Umsetzung der Ziele sind geprüft: Logistik, Akzeptanz, Ist-Zustand
Organisationskongruenz	Die Ziele passen zum Auftrag des Unternehmens, und es gibt Mitarbeiter, die sie umsetzen können
Transparenz und Überprüfbarkeit	Das Zielsystem ist übersichtlich, verständlich, einheitlich gegliedert, überprüfbar und wird regelmäßig kommuniziert

Zielerreichungsgrad

Antworten auf folgende Konkretisierungsfragen sind Kriterien für die spätere Evaluation:
- Woran erkennen Beurteiler und Beurteilter, dass das Ziel erreicht ist?
- Woran wird der Erfolg gemessen?

An welchen Kriterien die Zielerreichung gemessen wird, ist Teil des Zielvereinbarungsgesprächs vor Beginn der Beurteilungsperiode (➢ Tab. 5.3).

Im Evaluationsgespräch nach der Beurteilungsperiode bezieht sich der Beurteiler auf diese Vereinbarung und gibt eine Stellungnahme in Form einer ausdrücklichen Bewertung. Die Leistung des Beurteilten wird am Zielerreichungsgrad gemessen. ➢ Tab. 5.4 dient als Strukturierungshilfe und gemeinsame Arbeitsgrundlage im Beurteilungsgespräch. Sie kann gleichzeitig Protokollfunktion übernehmen.

Stellungnahme des Beurteilten

In Phase 2 des Beurteilungsgesprächs muss der zu Beurteilende ausreichend Möglichkeit haben, zum Zielerreichungsgrad aus seiner Sicht Stellung zu nehmen. Es bietet sich an, dass er eine Kopie des Zielerreichungsplans vor der Evaluation selbst ausfüllt (➢ Tab. 5.4) und damit seine eigene Entwicklung bewertet. Anschließend findet im Beurteilungsgespräch ein Vergleich von Selbst- und Fremdwahrnehmung statt (➢ Kap. 4.2.2).

Faktoren, auf die der zu Beurteilende keinen Einfluss hatte (z. B. Fehler in der Zielplanung), können in Absprache mit dem Beurteiler berücksichtigt werden und in die Beurteilung mit einfließen. Das Ergebnis wurde somit gemeinschaftlich erarbeitet und stellt keine „aufgedrückte“ Fremdbeurteilung dar. Der Beurteiler muss bei der Überprüfung der Zielvereinbarung eine hohe Reflexionsfähigkeit besitzen.

Tab. 5.4 Formular Überprüfung der Zielerreichung: Arbeitsgrundlage im Beurteilungsgespräch

<table>
<tr><th colspan="8">Überprüfung der Zielerreichung</th></tr>
<tr><td>Name:</td><td>Geburtsdatum:</td><td>Beurteilungsperiode:</td><td colspan="5">Datum der Zielvereinbarung:</td></tr>
<tr><td>Funktion:</td><td>Station/Abteilung:</td><td>Beurteiler:
Zweitbeurteiler:</td><td colspan="5">Datum der Evaluation:</td></tr>
<tr><th colspan="8">Leitlinien der Mitarbeiterbeurteilung</th></tr>
<tr><td colspan="8">• Es gehört zu den wichtigsten Führungsaufgaben der Leitung, mit den Mitarbeitern über Ziele, Leistung und Arbeitsverhalten zu sprechen. Mitarbeiter können dadurch ihre berufliche Entwicklung besser evaluieren.
• Die Beurteilung soll periodisch mindestens einmal im Jahr stattfinden und auf konkreten Beurteilungskriterien beruhen.
• Zu Beginn der Beurteilungsperiode werden die Ziele, Aufgaben und Verhaltensweisen vereinbart.
• Es gibt keine Leistungsbeurteilung ohne vorherige Zielvereinbarung.
• Dem Mitarbeiter werden die Aufgaben und die damit verbundenen Erwartungen anhand der Stellenbeschreibung erklärt.
• Das erwünschte Verhalten wird mithilfe der SQ festgelegt, die für die Erfüllung der Aufgaben notwendig sind.
• Der Mitarbeiter erhält die Möglichkeit, sowohl schriftlich als auch mündlich ausführlich Stellung zur Beurteilung zu nehmen.
• Im Anschluss an die Mitarbeiterbeurteilung werden neue, persönliche Entwicklungsziele erarbeitet und schriftlich festgehalten.</td></tr>
<tr><td>Soll:
Ziel und Aufgaben</td><td>Kriterien:
Woran ist zu erkennen, dass das Ziel erreicht ist/die Aufgaben erfüllt sind?</td><td>Ist:
Was davon ist erreicht und was hat dazu geführt (Gründe und Außeneinflüsse)?</td><td colspan="5">Beurteilung:
Wie beurteile ich das? (Unter Berücksichtigung von Außeneinflüssen und Einsatz des Mitarbeiters)</td></tr>
<tr><td rowspan="3">(Zu Beginn der Beurteilungsperiode festlegen)</td><td rowspan="3">(Zu Beginn der Beurteilungsperiode festlegen)</td><td rowspan="3">(Am Ende der Beurteilungsperiode überprüfen)</td><td colspan="5">Maßstab: erfüllt die Erwartungen</td></tr>
<tr><td>– –</td><td>–</td><td>±</td><td>+</td><td>+ +</td></tr>
<tr><td>☐</td><td>☐</td><td>☐</td><td>☐</td><td>☐</td></tr>
</table>

5.2.3 Phase 3: Problemlösung

Während der Beurteilungsperiode können Probleme auftreten, die dazu führen, dass der Mitarbeiter sein Ziel nicht erreicht. Teil des Beurteilungsgesprächs muss es deshalb sein, diese Probleme zu erkennen und die Gründe hierfür zu benennen. Der Beurteiler erfährt, was die Zielerreichung gefördert oder behindert hat. Gemeinsam kann dann nach einem systematischen Lösungsweg gesucht werden.

! MERKE

Jede leitende Pflegefachkraft kann und sollte von ihren Mitarbeitern verlangen, dass sie Probleme adäquat und lösungsorientiert ansprechen können. Diese Kompetenzen fließen in die Beurteilung mit ein als Kriterien für die SQ Problemlösungsfähigkeit und Kommunikationsfähigkeit (➤ Kap. 3.2).

Systematisches Problemlösungsvorgehen

Ein systematischer und praxiserprobter Problemlösungsprozess ist Bestandteil des Beurteilungsgesprächs. Die einzelnen Schritte, die hierfür nötig sind, werden in ➤ Tab. 5.5 dargestellt, die verwendeten Fragen müssen sehr konkret beantwortet werden, da sonst keine Problemlösung möglich ist. Wie sich das Problemlösungsverfahren und das dazu erforderliche Konkretisieren in ein Gespräch einbauen lassen, zeigt der Beispieldialog in ➤ Tab. 5.6.

Im Beurteilungsgespräch wirkt sich eine systematische Problemlösung förderlich für den Mitarbeiter aus. Wichtig ist: Wenn sich jemand entschieden hat zu handeln, sollte nach einer Weile nachgefragt werden, ob es funktioniert hat. Es gibt keine Problemlösung ohne Evaluation, außerdem bewirkt eine solche Nachfrage einen Motivationsschub.

Ergibt sich in der Evaluation, dass das Vorhaben nicht geklappt hat, stellen sich erneut die Fragen: Was ist das Problem, warum hat es nicht geklappt? Welche Gründe gab es, weswegen das Ziel nicht erreicht werden konnte? Damit beginnt der Kreislauf der Problemlösung von Neuem (➤ Abb. 5.4).

Richtig mit Fehlern umgehen

Systematische Problemerkennung und Problemlösung ist gleichbedeutend mit Qualitätssicherung. Dieser Gedankenansatz kommt aus dem TQM (➤ Kap. 1.3.2). Ein gutes

Tab. 5.5 Systematisches Problemlösungsvorgehen (nach Meichenbaum 1991)

Problemlösungsschritt	Dazugehörige Frage
Problemdefinition	„Was belastet/behindert mich auf dem Weg zum Ziel?"
Zieldefinition	„Was will ich?"
Berücksichtigung von Alternativen	„Was kann ich tun?"
Berücksichtigung der Konsequenzen	„Was könnte passieren?"
Treffen von Entscheidungen	„Wie entscheide ich mich?"
Handlungsausführung	„Handle jetzt!"
Evaluation	„Hat es geklappt?"

Tab. 5.6 Fiktives Problemlösungsgespräch

Beispieldialog	Analyse
A: „Mein Problem ist die Dokumentation!"	Problemdefinition (Was belastet mich?)
B: „Was denn da besonders?"	Bitte um Konkretisierung
A: „Na, die Zeit natürlich, wann soll ich denn das machen?"	Konkretisieren des Problems
B: „Was kann ich diesbezüglich für Sie tun?"	Versuch der Konkretisierung eines Handlungsziels (Was will ich?)
A: „Ich weiß nicht. Da kann man wahrscheinlich nichts tun!"	Handlungsalternative A: nichts tun
B: „O.k., nichts tun ist eine Möglichkeit. Aber lassen Sie mal gucken, was genau Sie so in Zeitprobleme bringt …"	Handlungsalternative B: Problem untersuchen und weiter konkretisieren
A: „Die Zeit geht vom Patienten ab."	Konkretisierung
B: „Und das ist Ihnen sehr unangenehm, wenn ich Sie richtig verstehe …"	Überprüfung der Handlungskonsequenzen durch aktives Zuhören
A: „Ja, ich kriege nicht beides hin wie früher."	Weitere Konkretisierung des Ziels
B: „Das ist ein Konflikt, das sehe ich ein. Was haben Sie vor, diesbezüglich zu unternehmen?"	Erneuter Versuch einer Zieldefinition
A: „Wenn ich das hinkriegen soll, muss mir jemand sagen, wie ich das machen soll."	Konkretisierung des Handlungsziels
B: „Haben Sie schon mal daran gedacht, mal eine Woche zu protokollieren, wo Ihre Zeit bleibt? Ich habe das mal gemacht, das hat mir sehr geholfen."	Handlungsalternative C
A: … usw.	Konkretisieren der Handlungsalternativen

TQM-System funktioniert aber nur, wenn alle, die am Prozess der Qualitätsverbesserung beteiligt sind, lernen, richtig mit Fehlern umzugehen, d. h. unbefangen und kommunikativ. Dass lernen am besten in entspannter Atmosphäre möglich ist, ist an der steigenden Fehlerhäufigkeit in angespannten Situationen zu erkennen. Der Beurteiler sorgt deshalb dafür, dass in seinem Bereich in relativer Offenheit über Fehler gesprochen wird, weil ihm sonst auch eine wesentliche Beurteilungsgrundlage fehlt.

Fehler sind ein weit verbreitetes Tabuthema. Mit ihnen werden unter anderem Angst, Vorurteile, negative Glaubenssätze, negative Lernerfahrungen und Strafe verbunden. Fehler werden tendenzmäßig verschleiert, verheimlicht, nicht wahrgenommen oder für Intrigen und Mobbing missbraucht. Diese Einstellung widerspricht der Idee des Qualitätsmanagements. TQM setzt da an, wo es um systematische Bearbeitung von Fehlern, Störungen und Verschwendung geht. Die Wahrnehmung muss also aus der Selektivität, der Beschränkung, herausgeführt werden. Die Pflegefachkräfte müssen die Augen für ihre Fehler öffnen. Erst, wenn sie das relativ unbefangen tun, können sie die Lernchance erkennen und ergreifen, die in den Fehlern liegt.

Da die leitende Pflegefachkraft ihre Mitarbeiter beurteilt, muss sie mit ihnen den richtigen Umgang mit Fehlern üben. Sie wird also häufig und direkt das Wort Fehler in den Mund nehmen, über Fehler öffentlich sprechen, Feedback geben und einfordern, während sie gleichzeitig die Beziehung zu den Mitarbeitern positiv stärkt. Sie wird sich nicht darauf einlassen, Fehler im Zweiergespräch zu besprechen, sondern diese in der Gruppe thematisieren (➢ Kap. 5.1.1). Supervisionen sind dafür der geeignete Rahmen.

Der zielorientierte TQM-Beurteiler arbeitet daran, dass ein kontinuierlicher Prozess der Verbesserung entsteht. „Kontinuierliche Verbesserung", „kontinuierlicher Verbesserungsprozess" (KVP), „kontinuierliches Verbesserungsmanagement" oder ähnliche Bezeichnungen drücken alle den gleichen Gedanken aus, nämlich permanente Veränderung, ständige Neugestaltung, fließende Anpassung an sich verändernde Bedingungen, die gemeinsames Lernen am Arbeitsplatz fördern. Das Ziel ist, Verschwendung jeglicher Art zu minimieren und Professionalität zu erreichen. Das ist unter folgendem Motto möglich: „Denke nicht darüber nach, was nicht geht, sondern denke darüber nach, wie du es verbessern kannst." Bei kontinuierlicher Verbesserung bewerten Pflegefachkräfte die Qualität ihrer Arbeit weitgehend selbst.

Beurteilt werden diesem Konzept zufolge das Verhalten und die Fähigkeiten der Pflegefachkraft, an der kontinuierlichen Verbesserung mitzuarbeiten und sie zu gestalten. Unter diesen Voraussetzungen ist es einfach, innerhalb des Beurteilungsgesprächs Fehler anzusprechen und mit dem Problemlösungsverfahren zu bearbeiten.

Lernfähigkeit: Der Schlüssel für die Schlüsselqualifikationen

Pflegefachkräfte müssen künftig stärker als bisher die Bereitschaft und die Fähigkeit zum Lernen in der Gruppe mitbringen, um als Teammitglied zu bestehen. Dabei findet Lernen systematisch in der Problemlösungsphase statt, in der jeder Einzelne die SQ Lernfähigkeit mitbringen muss. Diese wird im Beurteilungsgespräch gemessen und gewertet. Leider gibt es hierfür noch keine einheitlichen Verfahren. ➢ Tab. 5.7 konkretisiert die Beurteilungsdimension „Lernfähigkeit" anhand des Kriteriums „Umgang mit Fehlern".

Die Problemlösungsphase führt zu Lernergebnissen, die durch die Beurteilung sichergestellt werden. Hierbei ist zu berücksichtigen, dass sowohl der Beurteilte als auch der Beurteiler einem kontinuierlichen Lernprozess unterliegen. Für den zielorientierten Beurteiler heißt das, dass er Ziele korrigiert, die sich als zu hoch oder unrealistisch erwiesen haben oder in Konflikt mit anderen Zielen geraten sind. Bei der Beurteilung ist dieser Umstand von einer mangelnden Kompetenz des Mitarbeiters zu unterscheiden.

Tab. 5.7 Systematik Lernfähigkeit

Beurteilungsdimension: Lernfähigkeit						
Definition: Lernfähigkeit ist die Fähigkeit, sein Verhalten an sich verändernde Anforderungen anzupassen und kontinuierlich Verbesserungen für sich und den Arbeitsablauf zu erzielen. **Kriterium:** Adäquater Umgang mit Fehlern heißt konkret, dass Fehler unbefangen und regelmäßig kommuniziert werden, also transparent werden. Dies führt zu konkreten Verbesserungen im Arbeitsalltag und fördert die Beziehungen sowie die Entwicklung aller Beteiligten, anstatt sie zu belasten. **Beurteilungsmaßstab:** adäquater Umgang mit Fehlern						
5-stufige Bewertungsskala		– –	–	±	+	++
		□	□	□	□	□

Beobachtbares Verhalten	Erschließungsvorgang	Beurteilung nach 5-stufiger Bewertungsskala
Kommuniziert selbst gemachte und erkannte Fehler	Trägt damit zur Transparenz bei	Geht adäquat mit Fehlern um (±)
Kommuniziert beobachtete Fehler mit betreffender Person direkt	Trägt damit zur Transparenz bei	Geht gut mit Fehlern um (+)
Kommuniziert beobachtete Fehler über Dritte	Verhindert Transparenz	Geht nicht adäquat mit Fehlern um (–)
Kommuniziert Fehler in der Gruppe (Übergabe, Supervision, Teambesprechung)	Trägt damit zur Transparenz bei	Geht sehr gut mit Fehlern um (++)
Kommuniziert Systemfehler	Trägt damit zur Transparenz bei	Geht sehr gut mit Fehlern um (++)
Nach der Fehlerkommunikation entsteht Streit, Missmut	Erschwert damit die Problemlösung	Geht nicht adäquat mit Fehlern um (–)
Nach der Fehlerkommunikation entsteht lösungsorientiertes Verhalten	Erleichtert damit die Problemlösung	Geht sehr gut mit Fehlern um (++)
Sorgt dafür, dass Fehler eliminiert werden	Erleichtert damit die Problemlösung	Geht gut mit Fehlern um (+)
Macht den gleichen Fehler mehrmals	Erschwert damit die Problemlösung	Geht nicht adäquat mit Fehlern um (– –)

5.2.4 Phase 4: Die Zielvereinbarung (Commitment)

Commitment bedeutet Vereinbarung, Absprache, Verbindlichkeit und ist ein wichtiger Bestandteil des Beurteilungsgesprächs. Es regelt die weitere Verfahrensweise und ist somit ein Instrument, mit dem überprüft werden kann, wie verbindlich und zuverlässig ein Mitarbeiter mit den abgesprochenen Vereinbarungen oder Veränderungen umgeht.

Durch das Commitment wird eine Evaluation erst möglich und der Rahmen für die nächsten Gespräche geschaffen.

! MERKE
Ein Commitment ist die Verpflichtung und Selbstverpflichtung, konkrete Ziele zu vereinbaren und entsprechend zu handeln.

Damit die Vereinbarung ein hohes Maß an Verbindlichkeit gewinnt, müssen folgende Fragen konkretisiert werden:

- Bis wann soll das Ziel erreicht werden?
- Woran soll der Erfolg gemessen werden?
- Wann findet die nächste Evaluation statt?

Beim Folgetermin werden die Vereinbarungen wieder aufgegriffen und evaluiert, neue Zielvereinbarungen und Zeitabsprachen getroffen, sowie Beurteilungskriterien und -maßstäbe festgelegt. Commitment wird somit zum Bindeglied der einzelnen Beurteilungsgespräche.

! MERKE
Die Fähigkeit zur Verbindlichkeit kommt einer Schlüsselqualifikation gleich.

5.2.5 Zusammenfassung eines zielorientierten Beurteilungsgesprächs

➢ Abb. 5.5 zeigt die vier Phasen eines Beurteilungsgesprächs mit den in ➢ Kap. 4 und ➢ Kap. 5 besprochenen Inhalten. Sie kann auch als Grundlage für einen Gesprächsleitfaden dienen.

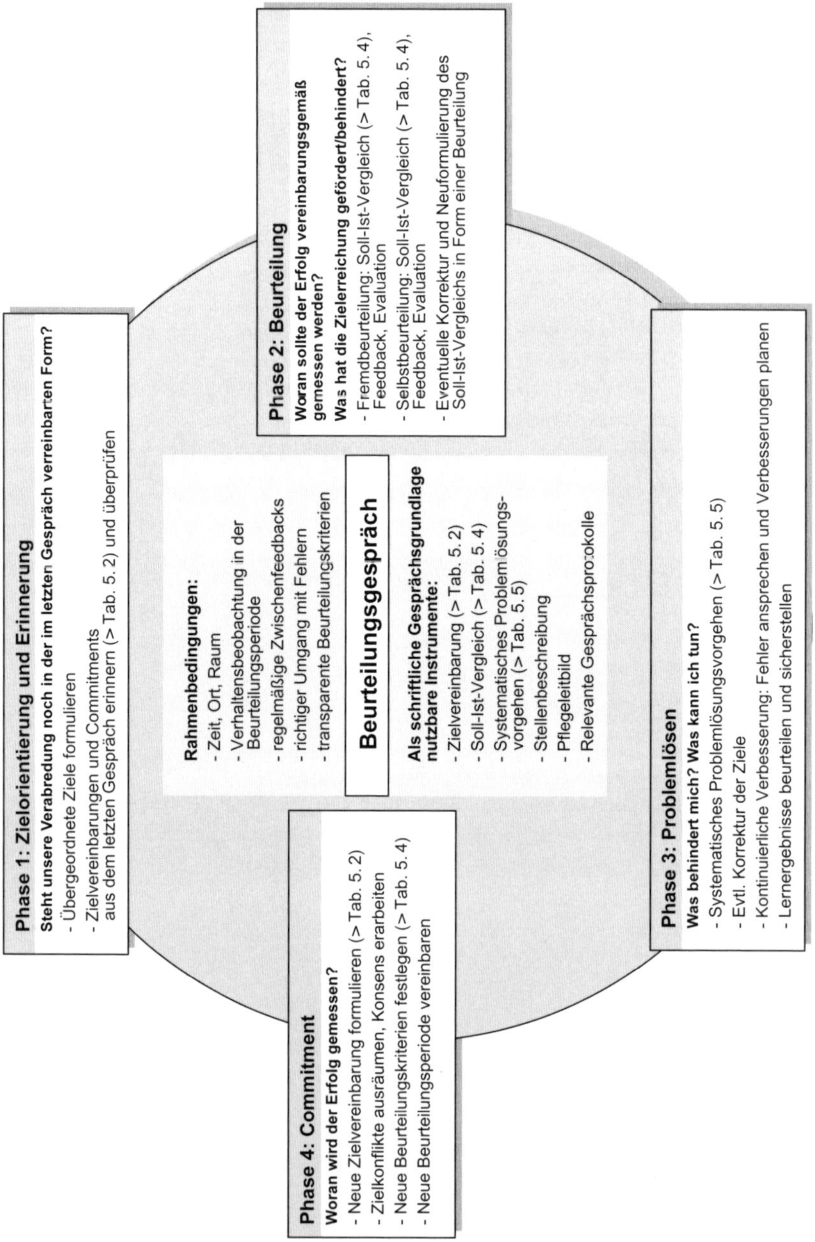

Abb. 5.5 Die vier Phasen des Beurteilungsgesprächs im Überblick.

KAPITEL

6 Arbeitszeugnisse

In diesem Kapitel sollen verschiedene Arten von Arbeitszeugnissen, deren Bedeutung für Arbeitgeber und Arbeitnehmer sowie die damit zusammenhängenden rechtlichen Grundlagen vorgestellt werden.

Im Gegensatz zu Beurteilungen können Arbeitszeugnisse innerhalb eines Unternehmens nicht als Führungsinstrument verwendet werden. Sie sind für den Arbeitnehmer dann von Bedeutung, wenn er sich verändern möchte und aus dem Unternehmen ausscheidet. Im Regelfall verfasst die Pflegedienstleitung die Arbeitszeugnisse für das ihr zugeordnete Pflegepersonal. Je nach Organisationsform und Art des Betriebs wird das Zeugnis von einem Mitglied der Geschäftsführung und der Heimleitung und/oder der Pflegedienstleitung und ggf. von der zuständigen Abteilungsleitung unterzeichnet.

6.1 Rechtliche Grundlagen

Mehrere gesetzliche Bestimmungen, insbesondere § 630 des Bürgerlichen Gesetzbuchs (BGB) bilden für Arbeitgeber und Arbeitnehmer gleichermaßen die Handlungsgrundlage zur Zeugniserstellung. Je nach Arbeitsbereich gelten zusätzliche Vorschriften, z. B. das Tarifrecht öffentlicher Dienst und Kommunen (TVöD). ➢ Tab. 6.1 stellt die Gesetzestexte, die für den Pflegebereich Gültigkeit besitzen, in einer Kurzübersicht dar.

6.1.1 Rechte und Pflichten des Zeugnisempfängers

Arbeits- und Zwischenzeugnisse sind wichtige Dokumente für die Einzelperson und stellen neben einem lückenlosen Lebenslauf das Kernstück von Bewerbungsunterlagen dar. Mithilfe der Arbeitszeugnisse kann der Lebenslauf untermauert werden, sie müssen daher sicher verwahrt werden.

Scheidet ein Arbeitnehmer aus, kann er darauf bestehen, dass ihm ein grammatikalisch korrektes Arbeitszeugnis ausgestellt wird, das frei von Rechtschreibfehlern ist. Ein fehlerhaftes Zeugnis kann er an den Arbeitgeber zurückgeben und ein neues, einwandfreies Exemplar verlangen.

Tab. 6.1 Rechtliche Grundlagen zu Arbeitszeugnissen

Gesetz	Gesetzestext	Gültigkeitsbereich
Bürgerliches Gesetzbuch (BGB) § 630	Bei der Beendigung eines dauernden Dienstverhältnisses kann der Arbeitnehmer von dem anderen Teil ein schriftliches Zeugnis über das Dienstverhältnis und dessen Dauer fordern. Das Zeugnis ist auf Verlangen auf die Leistungen und die Führung im Dienste zu erstrecken.	Alle Arbeitgeber und Arbeitnehmer
Tarifrecht öffentlicher Dienst Bund und Kommunen (TVöD) § 35	(1) Bei Beendigung des Arbeitsverhältnisses haben die Beschäftigten Anspruch auf ein schriftliches Zeugnis über Art und Dauer ihrer Tätigkeit, das sich auf Führung und Leistung erstrecken muss (Endzeugnis). (2) Aus triftigen Gründen können Beschäftigte auch während des Arbeitsverhältnisses ein Zeugnis zu Art und Dauer ihrer Tätigkeit verlangen (vorläufiges Zeugnis). (3) Bei bevorstehender Beendigung des Arbeitsverhältnisses können die Beschäftigten ein Zeugnis über Art und Dauer der Beschäftigung verlangen. (4) Die Zeugnisse sind unverzüglich auszustellen.	Öffentlicher Dienst
Gewerbeordnung (GewO) § 109	(1) Der Arbeitnehmer hat bei Beendigung des Arbeitsverhältnisses Anspruch auf ein schriftliches Zeugnis. Das Zeugnis muss sich mindestens über Art und Dauer seiner Tätigkeit und Leistung erstrecken (Endzeugnis). Das Zeugnis muss mindestens Angaben zu Art und Dauer der Tätigkeit (einfaches Zeugnis) enthalten. Der Arbeitnehmer kann verlangen, dass sich die Angaben darüber hinaus auf Leistung und Verhalten im Arbeitsverhältnis (qualifiziertes Zeugnis) erstrecken. (2) Das Zeugnis muss klar und verständlich formuliert sein. Es darf keine Merkmale enthalten, die den Zweck haben, andere als auf der äußeren Form oder aus dem Wortlaut ersichtliche Aussagen über den Arbeitnehmer zu treffen. (3) Die Erteilung eines Zeugnisses in elektronischer Form ist ausgeschlossen.	Private ambulante Pflegedienste

Das Zeugnis muss vollständige Angaben zum Tätigkeitsbereich enthalten, sonst können entsprechende Ergänzungen eingefordert werden. Ein inhaltlich fehlerhaftes Zeugnis muss offiziell beanstandet werden, bevor eine Zeugnisänderung vorgenommen werden kann. Die Beweislast liegt in diesem Fall beim Arbeitnehmer.

War dieser gewerkschaftlich oder in der Personalvertretung engagiert, so darf diese Aktivität im Zeugnis keine Erwähnung finden. Entsprechende Formulierungen müssen ggf. entfernt werden, um eine Neueinstellung nicht zu behindern. War ein Arbeitnehmer allerdings länger als ein Jahr von seiner Haupttätigkeit, z. B. als Altenpfleger, für seine Tätigkeit in der Personalvertretung freigestellt, darf diese Tätigkeit im Arbeitszeugnis dargestellt werden.

Jeder Arbeitnehmer hat Anspruch auf ein Arbeitszeugnis, das er bei seinem Arbeitgeber anfordern muss (sogenannte Holschuld). Laut BGB § 195 besteht eine Verjährungsfrist von 3 Jahren nach Verlassen eines Unternehmens. Eine Ausnahme bildet der öffentliche Dienst, wo eine Frist von 6 Monaten gilt. Meist wird das Zeugnis jedoch unaufgefordert bei Beendigung des Beschäftigungsverhältnisses ausgehändigt. Der Arbeitgeber darf ein Zeugnis nicht zurückhalten, weil z. B. die Arbeitskleidung noch nicht vollständig abgegeben wurde. Anders verhält es sich bei bereits erstellten Zwischenzeugnissen, die der Arbeitgeber zurückverlangen darf, bevor er ein Abschlusszeugnis aushändigt.

Verliert ein ehemaliger Mitarbeiter eines Unternehmens sein Arbeitszeugnis (z. B. durch einen Wohnungsbrand), so kann er ein Ersatzzeugnis anfordern. Eine Kopie des Zeugnisses wird meist für 30 Jahre in der Personalakte aufbewahrt, sodass eine Abschrift angefertigt werden kann. Wurde keine Kopie hinterlegt, so muss das Zeugnis rekonstruiert werden.

! MERKE

Folgendes sollte ein Zeugnisempfänger beachten:

- So früh wie möglich ein Abschlusszeugnis anfordern, nicht erst am letzten Arbeitstag. Reagiert der Arbeitgeber nicht, kann die Anforderung schriftlich oder mündlich unter Zeugen erfolgen. Wenn der Arbeitgeber dem Wunsch nach einem Zeugnis auch dann nicht nachkommt, muss noch einmal schriftlich erinnert werden. Erfolgt auch daraufhin keine Reaktion, so bleibt nur der arbeitsgerichtliche Weg.
- Nach Möglichkeit einen Entwurf für die Tätigkeitsbeschreibung vorlegen.
- Zeugnis auf fehlende Angaben und Formulierungen hin überprüfen und ggf. reklamieren.
- Wird vom Arbeitgeber eine Zeugniskorrektur erbeten, diese umgehend einfordern, spätestens aber vor Ablauf von sechs Monaten (§ 37 TvöD Ausschlussfrist), um den Anspruch darauf nicht zu verlieren.

6.1.2 Rechte und Pflichten des Zeugnisverfassers

Das Zeugnis kann für die weitere berufliche Entwicklung des Arbeitnehmers entscheidend sein. Dieser Tatsache ist sich der Verfasser des Zeugnisses meist bewusst, daher wird er eher wohlwollend und der Wahrheit entsprechend formulieren, als den Arbeitnehmer zu kritisch zu bewerten. Im Laufe der Beschäftigung erstellte Beurteilungen und Zwischenzeugnisse unterstützen den Zeugnisverfasser bei seiner Aufgabe. Entsprechen die Formulierungen nicht den tatsächlich erbrachten Leistungen des Arbeitnehmers und entsteht dadurch dem nächsten Betrieb ein Schaden, so kann dieser durch den neuen Arbeitgeber geltend gemacht werden.

In vielen Unternehmen ist es mittlerweile üblich, dass vor allem leitende Mitarbeiter zunächst einen Zeugnisvorschlag erarbeiten, den sie dem Beurteiler vorlegen. Es besteht auch die Möglichkeit, dem zu Beurteilenden einen Vorschlag zu unterbreiten und diesen mit ihm zu besprechen. Bei der Beschreibung des Tätigkeitsbereichs kann der Arbeitnehmer Verbesserungsvorschläge einbringen. Leistung und Verhalten des Mitarbeiters dagegen werden ausschließlich vom Arbeitgeber bewertet, hier besteht kein Mitspracherecht. Wird der Arbeitnehmer in der genannten Weise in die Zeugniserstellung mit einbezogen, können Enttäuschungen und mögliche arbeitsrechtliche Auseinandersetzungen weitgehend vermieden werden.

Wenn dem Arbeitnehmer das Zeugnis mit einer großen zeitlichen Verzögerung ausgehändigt und somit eine Neueinstellung in einem anderen Betrieb erschwert oder sogar verhindert wird, kann er Anspruch auf Schadenersatz erheben.

Auf diese Kriterien sollte der Arbeitgeber bei der Zeugniserstellung achten: **Vollständigkeit, Einheitlichkeit, Individualität und Klarheit**.

! MERKE

Folgendes sollte ein Zeugnisverfasser beachten:

- Individuelles Zeugnis erstellen, nicht andere Zeugnisse in abgewandelter Form abschreiben.
- Mitarbeiter fragen, ob bestimmte Tätigkeitsmerkmale besonders hervorgehoben werden sollen.
- Verhalten des Mitarbeiters nur nach Rücksprache mit seinem direkten Vorgesetzten beurteilen.
- Erstellten Zeugnisentwurf gemeinsam mit dem Mitarbeiter besprechen.

6

Da ein Arbeitszeugnis für den Arbeitnehmer und seine weitere berufliche Entwicklung eine große Bedeutung hat, sind die meisten Arbeitnehmer beim Lesen ihres Zeugnisses oft sehr kritisch. Oft haben Sie sich anders eingeschätzt oder sich andere Formulierungen gewünscht.

Das Landesarbeitsgericht (LAG) Rheinland-Pfalz in Mainz hat im Jahr 2009 entschieden: Ein Mitarbeiter, der in seinem Arbeitszeugnis eine überdurchschnittliche Beurteilung wünscht, muss die entsprechenden Voraussetzungen beweisen. Dies gilt auch dann, wenn der Arbeitgeber zwar die Leistungen, nicht aber das Verhalten des Mitarbeiters als überdurchschnittlich gut bewertet hat (Az.: 10 Sa 183/09). Das Einlegen eines Widerspruchs gegen das erhaltene Zeugnis sollte also gut überlegt sein.

Davon ausgehend dass die meisten Arbeitgeber wohlwollend formulieren und dem Fortkommen des Mitarbeiters nicht im Wege stehen möchten, wird in den allermeisten Fällen eine Einigung erzielt, oft schon durch ein klärendes Gespräch. Dies ist vor allem dann sehr einfach möglich, wenn in dem Betrieb ein funktionierendes Beurteilungssystem genutzt wird.

6.1.3 Bedeutung für den neuen Arbeitgeber

Arbeitszeugnisse können einem Arbeitgeber wertvolle Hinweise zur Qualifikation eines Bewerbers und zu dessen bisheriger Entwicklung geben. Stehen mehrere Bewerber zur

Disposition, wird auf der Grundlage der Bewerbungsunterlagen, die sorgfältig analysiert werden, eine Vorauswahl getroffen. Dabei muss dem Wahrheitsgehalt vertraut werden können. Ungewöhnliche Kündigungszeitpunkte oder fehlende Formulierungen zu entscheidenden Leistungsbewertungen (➢ Kap. 6.3.3), werden zunächst Fragen aufwerfen.

Zwar entscheiden die Bewerbungsunterlagen, ob ein Bewerber zur Vorstellung eingeladen wird, ausschlaggebend für die Entscheidung zur Einstellung ist jedoch immer das persönliche Gespräch mit dem Bewerber.

6.2 Arten von Arbeitszeugnissen

6.2.1 Zwischenzeugnis

Der Arbeitnehmer kann beim Arbeitgeber ein Zwischenzeugnis beantragen. In der Regel muss er hierfür Gründe benennen, wie:

- Bewerbung um einen anderen Arbeitsplatz
- „Chefwechsel", d. h., der Vorgesetzte verlässt das Unternehmen
- Betriebsstrukturen verändern sich und haben Einfluss auf das bestehende Arbeitsverhältnis
- Versetzung des Arbeitnehmers in eine andere Abteilung
- Bewerbung um einen Studienplatz
- Nachweis der Qualifikation für Fort- und Weiterbildung
- Unterbrechung der Beschäftigung, z. B. Wehr-, Zivildienst, Erziehungsurlaub, hauptamtliche Tätigkeit im Personal- oder Betriebsrat.

➢ Abb. 6.1 zeigt exemplarisch ein Zwischenzeugnis, erstellt für eine Pflegefachkraft, die in einer chirurgischen Abteilung arbeitet.

6.2.2 Einfaches Zeugnis

In einem einfachen Zeugnis werden Art und Dauer der Beschäftigung festgehalten. Meist handelt es sich hierbei um kurzfristige Tätigkeiten. Für den Arbeitnehmer ist dieses Dokument zur lückenlosen Belegung seines Lebenslaufs von großer Wichtigkeit. Hat jemand z. B. für mehrere Wochen eine Urlaubsvertretung übernommen, besteht Anspruch auf ein einfaches Zeugnis, in dem alle ausgeführten Tätigkeiten genau beschrieben werden. Eine Leistungsbewertung wird in diesem Zeugnis nicht vorgenommen.

Folgende Angaben müssen in einem einfachen Zeugnis (➢ Abb. 6.2) enthalten sein:

- Offizieller Geschäftsbogen mit kompletter Adresse
- Überschrift (Zeugnis)

Zentralkrankenhaus Blumenstadt

Tulpenstr. 23

23554 Blumenstadt

Zwischenzeugnis

Frau Elfriede Sommer, geboren am 3.8.1967 in Hannover, ist seit dem 1.7.2001 als Gesundheits- und Krankenpflegerin in unserem Klinikum beschäftigt.

Das Zentralkrankenhaus Blumenstadt ist ein Haus der allgemeinen Regelversorgung und verfügt über die Fachdisziplinen Innere Medizin, Chirurgie, Gynäkologie und Geburtshilfe mit insgesamt 350 Betten.

Frau Sommer ist seit Beginn ihrer Tätigkeit in der allgemeinchirurgischen Abteilung eingesetzt. Sie ist hier im Rahmen der Bereichspflege für die eigenverantwortliche prä- und postoperative pflegerische Versorgung von jeweils 12 Patienten zuständig. In diesen Aufgabenbereich gehört neben der umfangreichen präoperativen Pflege auch die engmaschige Überwachung nach Operationen einschließlich dem Wechseln von Verbänden und dem Umgang mit Infusionen und Drainagen.
Außerdem übernimmt Frau Sommer die Anleitung von Krankenpflegeschülern und -schülerinnen nach den vorgegebenen Ausbildungsrichtlinien.

Frau Sommer kann auf ein umfangreiches Fach- und Erfahrungswissen zurückgreifen, mit dem sie ihre pflegerische Tätigkeit sicher und selbstständig durchführt. Durch ihr pädagogisches Geschick wird sie den Anforderungen der Krankenpflegeschule und der Auszubildenden immer gerecht. Wir kennen Frau Sommer als verantwortungsvolle und zuverlässige Krankenschwester, mit deren Leistung wir stets voll zufrieden sind.

Durch ihr freundliches und ausgeglichenes Wesen ist sie bei Patienten, Kollegen und Auszubildenden gleichermaßen beliebt.

Wir stellen dieses Zwischenzeugnis auf Wunsch von Frau Sommer aus, da die verantwortliche Stationsleitung den Arbeitsbereich verlassen wird.

Blumenstadt, den 31.12.2009

Pflegedienstleitung
(Unterschrift)

Abb. 6.1 Zwischenzeugnis.

Bergklinik Alpenheim
Große Talstr. 7
59876 Alpenhausen

Zeugnis

Herr Heino Rutscher, geboren am 25.11.1969 in München, war vom 15.9.2009 bis zum 30.11.2009 als Gesundheits- und Krankenpfleger in unserem Krankenhaus im Fachbereich Dermatologie beschäftigt.

Herr Rutscher verlässt uns auf eigenen Wunsch. Für die Zukunft wünschen wir ihm alles Gute.

Alpenhausen, den 30.11.2009

Pflegedienstleitung
(Unterschrift)

Abb. 6.2 Einfaches Zeugnis.

- Vor- und Familienname, bei verheirateten oder geschiedenen Personen auch der Geburtsname
- Geburtsdatum, Geburtsort
- Art und Dauer des Beschäftigungsverhältnisses
- Ausscheidungsgrund
- Datum
- Unterschrift des Beurteilers.

6.2.3 Qualifiziertes Zeugnis

Ein Mitarbeiter kann grundsätzlich zum Ende eines Arbeitsverhältnisses ein qualifiziertes Zeugnis verlangen (Ausnahme: die kurzzeitige Übernahme einer besonderen Tätigkeit, z. B. zwei Wochen Übernahme der Stationsleitungsaufgaben). Sollte der Arbeitnehmer nach erfolgter qualifizierter Beurteilung doch ein einfaches Zeugnis vorziehen, muss der Arbeitgeber dem Wunsch des Mitarbeiters nachkommen.

Im Gegensatz zum einfachen Zeugnis werden in einem qualifizierten Zeugnis Führung und Leistung des Mitarbeiters beschrieben, d. h. die individuellen Eigenschaften und Fähigkeiten des Arbeitnehmers. Dazu gehören z. B. Belastbarkeit, Qualität der erbrachten

6

Leistung, Engagement, Initiative zur eigenen Fort- und Weiterbildung, Verhalten gegenüber Patienten, Kollegen und Vorgesetzten und Führungsfähigkeiten.

Ist der Mitarbeiter seit langer Zeit im Unternehmen tätig, werden hohe Anforderungen an den Zeugnisverfasser gestellt. Dieser muss Einsicht in die Personalakte nehmen, damit er den Werdegang und die Entwicklung des Mitarbeiters während der Gesamtbeschäftigungszeit lückenlos darstellen kann. Regelmäßig erstellte und gewissenhaft verwahrte Beurteilungen erweisen sich bei dieser Gelegenheit als große Hilfe. Liegen keine Beurteilungen vor, so muss der Verfasser persönlichen Kontakt zum Arbeitnehmer und seinem ehemaligen Vorgesetzten aufnehmen, um die entsprechenden Informationen zu erhalten.

! MERKE

Der Arbeitgeber ist verpflichtet, den Mitarbeiter so objektiv wie möglich zu beurteilen. Sein Beurteilungsspielraum erlaubt es ihm allerdings, positive oder negative Leistungsaspekte herauszustellen.

Das weitere berufliche Fortkommen darf durch ein Arbeitszeugnis nicht ungerechtfertigt erschwert werden. Liegt bereits ein Zwischenzeugnis vor, so sollte das Endzeugnis nur wenig von dessen Inhalt abweichen. Starke Abweichungen dürfen nur dann auftreten, wenn zwischen dem Ausstellen beider Zeugnisse längere Zeit vergangen ist oder wenn entscheidende Vorkommnisse den betreffenden Mitarbeiter in einem anderen Licht erscheinen lassen.

Ein qualifiziertes Arbeitszeugnis muss folgende Merkmale aufweisen:

- Offizieller Geschäftsbogen mit kompletter Adresse
- Überschrift (Zeugnis, Zwischenzeugnis)
- Vor- und Familienname, bei verheirateten oder geschiedenen Personen auch der Geburtsname, akademischer Grad
- Geburtsdatum, Geburtsort
- Dauer des Beschäftigungsverhältnisses
- Beschreibung der Tätigkeiten in hierarchischer Reihenfolge
- Fachwissen und Erfahrungen des Mitarbeiters
- Leistungsbeurteilung, Stärken, Arbeitserfolge, Schwächen
- Besuchte Fortbildungsveranstaltungen, Motivation zur eigenen Fort- und Weiterbildung
- Verhalten im Dienst, z. B. Zuverlässigkeit, Loyalität, soziales Verhalten gegenüber Patienten, Vorgesetzten und Kollegen
- Ggf. Beschreibung der Führungsfähigkeit
- Angabe zur Auflösung des Beschäftigungsverhältnisses
- Abschlussformulierungen wie Dank für geleistete Dienste, Bedauern über das Ausscheiden und Zukunftswünsche
- Unterschrift des Beurteilers, Datum.

➤ Abb. 6.3 und ➤ Abb. 6.4 zeigen beide qualifizierte Zeugnisse, Abb. 6.3 ein sehr gutes, Abb. 6.4 ein mittelmäßiges (➤ Kap. 6.4.3).

Krankenhaus Hubertus

Waldstr. 48
67843 Kiefernhausen

Fachklinik für Orthopädie
Tel: 0433/278-0

Zeugnis

Frau Heidi Fritz, geb. Lindental, geboren am 5.12.1970 in Düsseldorf, war in der Zeit vom 1.1.2004 bis zum 30.11.2009 als Gesundheits- und Krankenpflegerin in unserer Klinik beschäftigt.

Das Krankenhaus Hubertus ist eine Fachklinik für Orthopädie und verfügt über insgesamt 130 Behandlungsbetten, die auf fünf Stationen verteilt sind.

Frau Fritz war während ihrer gesamten Beschäftigungszeit auf einer Station mit dreißig Betten eingesetzt, auf der Patienten mit Verletzungen des Bewegungsapparates chirurgisch betreut werden. Sie war hier im Rahmen der Bereichspflege für die eigenverantwortliche prä- und postoperative pflegerische Versorgung von jeweils 12 Patienten zuständig. Außerdem übernahm sie seit dem 1.1.2006 die Aufgaben der stellvertretenden Stationsleitung.

In das Tätigkeitsfeld von Frau Fritz fiel neben der Vorbereitung der Patienten für die Operationen die engmaschige postoperative Überwachung, sowie die Kontrolle von Infusionen und Drainagen, die Durchführung von Verbandwechseln, die Verabreichung von Medikamenten, die Pflegedokumentation einschließlich dem Erstellen von Pflegeplanungen.

In Abwesenheit der Stationsleitung war Frau Fritz für die Dienstplangestaltung und alle anfallenden administrativen Aufgaben verantwortlich.

Frau Fritz verfügt über ein umfassendes Fachwissen im Bereich der chirurgischen Krankenpflege und dem Tätigkeitsfeld der Stationsleitung. Ihr Wissen setzte Sie verantwortungsvoll und pflichtbewusst um. Es gelang ihr immer, das Wesentliche schnell zu erfassen und angemessene Lösungen herbeizuführen. Sie erfüllte ihre Aufgaben jederzeit zu unserer vollsten Zufriedenheit.

An der eigenen Fort- und Weiterbildung war Frau Fritz immer interessiert, 2005 absolvierte sie mit unserer Unterstützung einen Stationsleitungslehrgang.

Das Verhalten gegenüber Vorgesetzten und Kollegen war immer einwandfrei, Frau Fritz verfügt über ein ausgeprägtes Durchsetzungsvermögen. Bei Patienten war sie durch ihr freundliches und vertrauenswürdiges Auftreten sehr beliebt.

Wir bedauern ihr Ausscheiden außerordentlich und danken ihr für die gute Zusammenarbeit. Für die berufliche und private Zukunft wünschen wir Frau Fritz alles Gute.

Kiefernhausen, den 30.11.2009

Pflegedienstleitung

(Unterschrift)

Abb. 6.3 Qualifiziertes Abschlusszeugnis (sehr gut).

Stadtkrankenhaus Turmstadt
Häusermeile 8
76784 Turmstadt

Pflegedienstdirektion

ZEUGNIS

Herr Oliver Hauser, geboren am 11.9.1971 in Meerstadt, war in der Zeit vom 1.10.2005 bis zum 30.11.2009 als Gesundheits- und Krankenpfleger in unserem Krankenhaus beschäftigt.

Das Stadtkrankenhaus Turmstadt ist ein Haus der Allgemeinen Regelversorgung und verfügt über insgesamt 850 Betten, die sich auf die Fachabteilungen Chirurgie, Orthopädie, Gynäkologie und Geburtshilfe, Innere Medizin und Dermatologie verteilen. Dem Krankenhaus ist eine Krankenpflegeschule mit sechzig Ausbildungsplätzen angeschlossen.

Herr Hauser war während seiner gesamten Beschäftigungszeit auf einer Station der Abteilung der Inneren Medizin eingesetzt, auf der insgesamt 32 Patienten mit Stoffwechselerkrankungen betreut werden.

Im Rahmen der Bereichspflege war Herr Hauser eigenverantwortlich für die umfassende pflegerische Versorgung von jeweils 12 Patienten, sowie für die Anleitung von Krankenpflegeschülern nach den vorgegebenen Ausbildungsrichtlinien zuständig.
In das Tätigkeitsfeld von Herrn Hauser fiel neben der Durchführung der Grund- und Behandlungspflege die Vorbereitung der Patienten auf umfangreiche Untersuchungen, die Durchführung der Pflegedokumentation einschließlich dem Erstellen von Pflegeplanungen.
In Abwesenheit der Stationsleitung oder deren Vertretung übernahm Herr Hauser die Schichtleitung.

Herr Hauser verfügt über das erforderliche Fachwissen in den Bereichen der Krankenpflege und der Schüleranleitung. Es gelang ihm, sein Fachwissen an andere Mitarbeiter weiterzugeben, und er zeigte stets Verständnis für seine Arbeit.

Mit seinen Leistungen waren wir insgesamt zufrieden, das Verhalten gegenüber Kollegen und Patienten war immer einwandfrei.

Herr Hauser verlässt unser Haus, um in der ambulanten Pflege tätig werden zu können.

Für seine Mitarbeit bedanken wir uns und wünschen ihm künftig viel Erfolg für seinen weiteren Berufs- und Lebensweg.

Turmstadt, den 30.11.2009

Pflegedienstleitung
(Unterschrift)

Abb. 6.4 Qualifiziertes Abschlusszeugnis (ausreichend bis mangelhaft).

6.3 Zeugnisformulierungen

Ein Arbeitszeugnis sollte möglichst aussagekräftige Formulierungen enthalten, beschriebene Tätigkeiten richtig gewichten und individuelle Fähigkeiten und Leistungen des Zeugnisempfängers herausstellen.

! MERKE

Ein Zeugnis, das nur aus Formulierungsformeln zusammengesetzt ist, kann niemals objektiv sein.

6.3.1 Formulierungshilfen zur Leistungsbeurteilung

Die folgenden Formulierungen wurden von den Autoren entwickelt und können bei der Zeugniserstellung eine Hilfe sein, sofern sie durch individuelle Aussagen ergänzt werden. Die Formulierungshilfen in ➤ Tab. 6.2 bis ➤ Tab. 6.5 enthalten keine Formulierungscodes. In ➤ Tab. 6.6 sind zum Teil verschlüsselte Formulierungen (➤ Kap. 6.3.3) vorhanden, die den meisten Zeugnislesern inzwischen aber bekannt sind.

Alle Tabellen mit Formulierungshilfen sind auch im Internet ⊞ als editierbare Downloaddateien zu finden.

Tab. 6.2 Formulierungshilfen Fachkompetenz

	Fachkompetenz
Sehr gut (+++)	• verfügt über ein hervorragendes Fachwissen • findet sich in neuen Situationen jederzeit sicher zurecht • beherrscht seinen Tätigkeitsbereich umfassend • beherrscht hervorragend sein Arbeitsgebiet • findet selbstständig sehr gute Lösungen
Gut (++)	• verfügt über ein gutes, fundiertes Fachwissen • findet sich in neuen Situationen gut zurecht • arbeitet sicher und selbstständig • löst auch schwierige Aufgaben fachlich kompetent • findet selbstständig gute Lösungen
Befriedigend (±)	• verfügt über die benötigte Fachkompetenz • passt sich neuen Situationen an • findet selbstständig Lösungen
Ausreichend (–)	• zeigt den Anforderungen entsprechende Fachkompetenz • beherrschte sein Arbeitsgebiet entsprechend den Anforderungen • bewältigt neue Situationen nicht ohne Schwierigkeiten

Tab. 6.3 Formulierungshilfen Verhalten

	Verhalten
Sehr gut (+++)	• ist wegen seines kollegialen Verhaltens bei Vorgesetzten und Mitarbeitern sehr (außerordentlich) geschätzt • sein Verhalten gegenüber Vorgesetzten und Mitarbeitern ist immer vorbildlich • ist immer hilfsbereit • fördert immer eine aktive Zusammenarbeit • übt, akzeptiert und reflektiert immer sachliche Kritik
Gut (++)	• wegen seines kollegialen Verhaltens schätzen ihn Vorgesetzte und Mitarbeiter gleichermaßen • sein Verhalten gegenüber Vorgesetzten und Mitarbeitern ist vorbildlich • ist hilfsbereit • unterstützt aktiv die Zusammenarbeit • übt, akzeptiert und reflektiert sachliche Kritik
Befriedigend (±)	• Vorgesetzte und Mitarbeiter schätzen sein kollegiales Verhalten • sein Verhalten gegenüber Vorgesetzten und Mitarbeitern war tadellos • arbeitet gern mit anderen zusammen • ist bereit, sachlich Kritik zu üben und zu akzeptieren
Ausreichend (–)	• sein persönliches Verhalten ist insgesamt einwandfrei • die Zusammenarbeit mit Vorgesetzten und Mitarbeitern ist ausreichend • arbeitet im Allgemeinen gerne mit anderen zusammen • ist nicht immer bereit, sachliche Kritik zu akzeptieren

Tab. 6.4 Formulierungshilfen Arbeitsqualität/Arbeitsweise

	Arbeitsqualität/Arbeitsweise
Sehr gut (+++)	• die Arbeitsqualität ist weit überdurchschnittlich • arbeitet immer mit äußerster Sorgfalt und Genauigkeit • die Qualität der Arbeit erfüllt immer höchste Ansprüche • ist immer an Fortbildung interessiert und erweitert ständig seine Kenntnisse • zeichnet sich durch ein hohes Maß an Selbstständigkeit aus und findet immer sehr gute Lösungen
Gut (++)	• die Arbeitsqualität ist überdurchschnittlich gut • arbeitet mit großer Sorgfalt und Genauigkeit • die Qualität der Arbeit erfüllt hohe Ansprüche • ist stets an Fortbildung interessiert und erweitert seine Kenntnisse • arbeitet selbstständig und findet stets gute Lösungen
Befriedigend (±)	• die Arbeitsqualität entspricht den Erwartungen • arbeitet sorgfältig und genau • die Qualität der Arbeit erfüllt die Ansprüche • ist an Fortbildung interessiert, um seine Kenntnisse zu erweitern • arbeitet selbstständig und findet befriedigende Lösungen
Ausreichend (–)	• die Arbeitsqualität ist im Allgemeinen zufriedenstellend • arbeitet im Allgemeinen sorgfältig und genau • die Qualität der Arbeit erfüllt im Allgemeinen unsere Ansprüche

Tab. 6.5 Formulierungshilfen Führungseigenschaften

	Führungseigenschaften
Sehr gut (+++)	• versteht es in allerbester Weise, die Mitarbeiter zu motivieren und zu leiten • ist aufgrund seiner Führungsleistungen als Vorgesetzter allseits anerkannt und beliebt • kann sehr gut delegieren • fördert jederzeit aktiv die Zusammenarbeit
Gut (++)	• versteht es, die Mitarbeiter zu motivieren und zu leiten • ist aufgrund seiner Führungsleistungen als Vorgesetzter anerkannt und beliebt • kann gut delegieren • fördert aktiv die Zusammenarbeit
Befriedigend (±)	• motiviert und leitet die Mitarbeiter in befriedigender Weise • wird als Vorgesetzter anerkannt und geschätzt • kann delegieren • fördert die Zusammenarbeit
Ausreichend (–)	• motiviert und leitet die Mitarbeiter in ausreichender Weise • wird als Vorgesetzter anerkannt • kann in ausreichender Weise delegieren

Tab. 6.6 Formulierungshilfen zusammenfassende Leistungsbewertung

	Zusammenfassende Leistungsbewertung
Sehr gut (+++)	• hat die ihm übertragenen Aufgaben ständig (jederzeit) zu unserer vollsten Zufriedenheit erledigt • seine Leistungen waren immer sehr gut • wir waren mit seinen Leistungen in jeder Hinsicht außerordentlich zufrieden
Gut (++)	• hat die ihm übertragenen Aufgaben stets zu unserer vollsten Zufriedenheit erledigt • seine Leistungen waren stets gut • wir waren mit seinen guten Leistungen voll und ganz zufrieden
Befriedigend (±)	• hat die ihm übertragenen Aufgaben zu unserer vollen Zufriedenheit erledigt • mit seinen Leistungen waren wir voll zufrieden • wir waren mit seinen Leistungen zufrieden
Ausreichend (–)	• hat die ihm übertragenen Aufgaben zu unserer Zufriedenheit erledigt • seine Leistungen waren ausreichend • seine Leistungen haben im Allgemeinen unseren Erwartungen entsprochen
Mangelhaft (– –)	• hat die ihm übertragenen Aufgaben im Großen und Ganzen zu unserer Zufriedenheit erledigt • zeigte für seine Arbeit Verständnis • hatte Gelegenheit, die in der Abteilung anfallenden Tätigkeiten kennenzulernen • hat unsere Erwartungen größtenteils erfüllt
Ungenügend (– – –)	• hat sich bemüht, die ihm übertragenen Aufgaben zu unserer Zufriedenheit zu erfüllen • hat sich bemüht, den an ihn gestellten Arbeitsanforderungen gerecht zu werden

6.3.2 Schlussformulierungen

Auf die in den meisten Zeugnissen verwendeten Schlussformeln besteht kein Anspruch. Am 20. Februar 2001 hat das Bundesarbeitsgericht in einem Urteil (AZR 44/00) diese Tatsache festgehalten. Die Schlussformel bezieht sich weder auf Führung noch Leistung des Mitarbeiters, daher gehört die Schlussformel nicht zum gesetzlich bestimmten Mindestinhalt des Arbeitszeugnisses. Die meisten Arbeitnehmer erwarten diese Schlussformeln. Wenn ein Arbeitgeber sein „Bedauern" über das Ausscheiden des Mitarbeiters ausdrückt, ist dieses noch immer als Empfehlung für den Arbeitnehmer zu sehen.
Zu den üblichen Schlussformeln gehören z. B. die Aussagen:

- Dank für die geleistete Arbeit
- Bedauern über das Ausscheiden und gute Wünsche für die Zukunft.

Bei einem Mitarbeiter, den man nicht gern gehen lässt, darf eine ähnliche Bemerkung wie die folgende nicht fehlen:

„Frau Pein verlässt uns auf eigenen Wunsch, um sich einer neuen Aufgabe in einem anderen Unternehmen zu widmen. Wir bedauern ihr Ausscheiden außerordentlich, danken ihr für die gute Zusammenarbeit und wünschen ihr für die Zukunft alles Gute."

6

! MERKE

Fehlen einzelne Bestandteile der Abschlussformulierung, wird die Gesamtaussage des Zeugnisses negativ beeinflusst.

Die Hinweise auf den Kündigungsgrund sollten sehr genau gelesen werden. Auf eine Kündigung vonseiten des Arbeitgebers weisen z. B. folgende Bemerkungen hin:

- „Das Arbeitsverhältnis endet am 1. Januar 2010."
- „Das Ausscheiden erfolgte in beiderseitigem Einvernehmen."

Diese Aussage weist darauf hin, dass eine Kündigung aus verhaltens- oder personenbedingten Gründen erfolgte:

- „Wegen erheblicher Einsparungen müssen wir Frau Reiter leider zum 1. Januar 2010 eine betriebsbedingte Kündigung aussprechen."

Sind die Kündigungsgründe betriebsbedingt, so sollte der Arbeitgeber dieses im Zeugnis benennen.

6.3.3 Verschlüsselte Formulierungen

Wenn ein Arbeitszeugnis mithilfe einer Verschlüsselung in eine andere sprachliche Form gebracht wird, spricht man auch von einer „Codierung". Eine offizielle Codierungssprache für Arbeitszeugnisse gibt es nicht, allerdings lassen bestimmte Formulierungen Interpretationen zu. Wichtig ist, ein Zeugnis immer im Kontext zu lesen.

Mehrdeutige Formulierungen dürfen in einem Arbeitszeugnis nicht vorkommen, hierzu findet sich in § 9 der Gewerbeordnung seit 2003 mit dem „Klarheitsgebot" eine eindeutige Aussage. Mittlerweile bemühen sich viele Vorgesetzte, auf bekannte Codierungen zu verzichten und eindeutige Formulierungen zu verwenden.

Im Folgenden werden Beispiele für verschlüsselte Formulierungen aufgeführt, die sehr gebräuchlich sind. Die Bedeutung ist inzwischen den meisten Zeugnislesern bekannt, die Formulierungen können daher leicht decodiert werden.

- „Hat die ihm übertragenen Aufgaben ständig (jederzeit) zu unserer vollsten Zufriedenheit erledigt": sehr gute Leistungen
- „Hat die ihm übertragenen Aufgaben stets zu unserer vollsten Zufriedenheit erledigt": gute Leistungen
- „Hat die ihm übertragenen Aufgaben zu unserer vollen Zufriedenheit erledigt": befriedigende Leistungen
- „Hat die ihm übertragenen Aufgaben zu unserer Zufriedenheit erledigt": ausreichende Leistungen
- „Hat die ihm übertragenen Aufgaben im Großen und Ganzen zu unserer Zufriedenheit erledigt": mangelhafte Leistungen.

Es gibt noch weitere Möglichkeiten, die Aussagen eines Zeugnisses zu verschlüsseln.

- Negativ zu interpretieren ist, wenn entscheidende (Leistungs-)Bewertungen weggelassen werden. Beispielsweise werden von einem Kassierer absolute Ehrlichkeit und Zuverlässigkeit, von einer Pflegefachkraft sicherer Umgang mit medizinischen Geräten (z. B. Perfusoren) und von einem Ausbilder pädagogische Fähigkeiten erwartet. Fehlt ein berufstypischer Aspekt im Arbeitszeugnis, kann davon ausgegangen werden, dass die entsprechende Fähigkeit oder Eigenschaft bei der betreffenden Person nicht vorhanden ist.
- Werden Selbstverständlichkeiten und Unwichtiges betont, wird darauf aufmerksam gemacht, dass die betreffende Person nur über wenige berufsspezifische Fähigkeiten verfügt, z. B.:
  - „Sie achtet stets auf ein gepflegtes Erscheinungsbild."
  - „Sie ist ein Vorbild durch ihre Pünktlichkeit."
- Durch Einschränkungen kann darauf hingewiesen werden, dass der Mitarbeiter ein großes Engagement zeigte, allerdings nicht im Betrieb, z. B.: „Er engagierte sich in der Arbeitsgruppe zum Erstellen von Pflegestandards und galt dort als Fachmann." Diese Feststellung besagt, dass die betreffende Pflegefachkraft in der Arbeitsgruppe (nicht aber im Pflegeteam) stark engagiert war und als Fachmann galt.
- Oft werden Sachverhalte mehrdeutig ausgedrückt, z. B.: „Er bemühte sich, den Anforderungen gerecht zu werden." Bei näherer Betrachtung dieser Formulierung wird deutlich, dass der Verfasser damit sagen will: „Er hat versagt."
- Betont knapp gehaltene Leistungsbeschreibungen machen auf schlechte Leistungen aufmerksam. Wenn bei einem Abteilungsleiter die Führungsfähigkeit und Leistung als Vorgesetzter nur in einem Satz kurz erwähnt werden, dann deutet diese Leistungsbeschreibung auf eine Geringschätzung des Mitarbeiters hin.
- Es gibt Worte, bei denen stets eine negative Aussage „mitschwingt" und die sicherheitshalber in einem Arbeitszeugnis nicht verwendet werden sollten. Hierzu gehören

z. B. die Bindewörter leider, bedauerlicherweise, aber, trotz, trotzdem jedoch, unglücklicherweise, schade und Begriffe wie Fehler, Mängel, Schwierigkeiten, Probleme.

6.4 Interpretation eines Arbeitszeugnisses

Die in ➢ Kap. 6.3 aufgeführten Beispiele für Arbeitszeugnisse zeigen, wie unterschiedlich Formulierungen gedeutet werden können. Im Zusammenhang mit anderen Textbausteinen sagen sie sehr viel über Fähigkeiten und Verhalten der beurteilten Person aus. Daher ist es wichtig, sich mit der Zeugnissprache zu befassen, um Zeugnisse lesen und interpretieren zu können.

6.4.1 Interpretation des Zwischenzeugnisses

Im in ➢ Abb. 6.1 dargestellten Zeugnis macht der Arbeitgeber ordnungsgemäß Angaben zur Person, zum Einstellungsdatum und zum betreffenden Betrieb. Es folgt die Beschreibung des Tätigkeitsbereichs der Gesundheits- und Krankenpflegerin. Das Zeugnis lässt folgende Interpretationen zu:

- „Umfangreiches Fach- und Erfahrungswissen": Durch diese Kernaussage wird der gesamte weitere Text positiv beeinflusst.
- „Pädagogisches Geschick": Ohne den Zusatz „gut" ist diese Formulierung als durchschnittlich zu bewerten.
- „Wir waren mit ihrer Leistung stets voll zufrieden": mittelmäßige bis gute Bewertung.
- Nicht erwähnt wird die Initiative zur eigenen Fort- und Weiterbildung. Es ist daher davon auszugehen, dass bei Frau Sommer diese Initiative kaum besteht.
- Das Verhalten gegenüber Vorgesetzten wird nicht erwähnt: mit einer Negativaussage gleichzusetzen.

Korrekt wird vom Zeugnisverfasser der Grund für das Erstellen des Zwischenzeugnisses genannt. Insgesamt liegt hier ein gutes bis mittelmäßiges Zeugnis vor.

6.4.2 Interpretation des einfachen Zeugnisses

Die Pflegedienstleitung hat sich bei dem in ➢ Abb. 6.2 dargestellten Zeugnis korrekt an die geforderten Formalien gehalten. Herr Rutscher kann mit diesem Zeugnis seinen Lebenslauf lückenlos belegen. Die knappe Formulierung lässt weitere Interpretationen zu. Es ist jedoch sehr wahrscheinlich, dass der Arbeitgeber mit den Leistungen von Herrn Rutscher unzufrieden war, sodass er es vorzog, sich von diesem Mitarbeiter zu trennen.

6.4.3 Interpretation der qualifizierten Zeugnisse

Im in ➤ Abb. 6.3 dargestellten Zeugnis wurde der Tätigkeitsbereich von Frau Fritz sehr genau beschrieben, die Anforderungen an diese Gesundheits- und Krankenpflegerin gehen daraus klar hervor. So kann sich ein potenzieller neuer Arbeitgeber schnell ein Bild von der Bewerberin machen. Es folgt die Beschreibung der Leistungen. Das Zeugnis lässt folgende Interpretationen zu:

- „Ihr gelang es immer, das Wesentliche schnell zu erfassen und angemessene Lösungen herbeizuführen“: Die Zeugnisempfängerin verfügt über Wahrnehmungsfähigkeit, Urteilsfähigkeit und Problemlösungsfähigkeit (alles Methodenkompetenzen). Diese Schlüsselqualifikationen sind Grundvoraussetzungen für die Ausübung einer leitenden Tätigkeit.
- „Verantwortungsbewusstsein und Pflichtbewusstsein“: Wird in allen sozialen Berufen erwartet. Fehlen diese Begriffe, kommt dies einer negativen Bewertung gleich.
- „Erfüllte ihre Aufgaben jederzeit zu unserer vollsten Zufriedenheit“: Es wird eine gleichbleibende, sehr gute Leistung bescheinigt.
- Nennung des Interesses an der eigenen Fortbildung: Macht deutlich, dass Frau Fritz sich weiterentwickeln und ihr Fachwissen auf dem neuesten Stand halten möchte.
- Beurteilung des Verhaltens gegenüber Patienten, Vorgesetzten und Kollegen: Fehlen wesentliche Verhaltensbeschreibungen, ließe dies auf Probleme mit der entsprechenden Personengruppe schließen.
- „Verfügt über ein ausgeprägtes Durchsetzungsvermögen“: Könnte so interpretiert werden, dass Frau Fritz ihre Interessen ohne Rücksicht auf andere Personen durchsetzt. Als Leitungskraft kann diese Fähigkeit jedoch durchaus positiv sein.
- „Wir bedauern ihr Ausscheiden außerordentlich“: Bringt echtes Bedauern darüber zum Ausdruck, eine sehr gute Mitarbeiterin zu verlieren.

Das sehr gute Zeugnis wird durch Dankes- und Grußworte abgerundet, sodass Frau Fritz und der potenzielle neue Arbeitgeber mit diesem Zeugnis sicherlich sehr zufrieden sein werden.

Nach den persönlichen Daten des Zeugnisempfängers in ➤ Abb. 6.4 folgt eine Kurzbeschreibung des Hauses, die Nennung des Beschäftigungszeitraumes und eine Beschreibung des Tätigkeitsfelds.

- „In Abwesenheit [...] übernahm Herr Hauser die Schichtleitung“: An dieser Stelle fehlt eine qualitative Aussage darüber, wie der Beurteilte diese Aufgabe erfüllt hat. Es ist davon auszugehen, dass hier keine besonders ausgeprägten Fähigkeiten vorhanden waren.
- „Verfügt über das erforderliche Fachwissen in den Bereichen der Krankenpflege und der Schüleranleitung“: Diese Formulierung ist sehr allgemein gehalten und sagt nichts über die eigentlichen Fähigkeiten im Bereich der Schüleranleitung, Pflegedokumentation, Pflegeplanung usw. aus.

- „Es gelang ihm, das Fachwissen an andere Mitarbeiter weiterzugeben“: Mit dieser Formulierung wird dem Leser die Vermutung nahegelegt, dass der Beurteilte sein unzureichendes Fachwissen auch noch an andere weitergibt.
- „Er zeigte stets Verständnis für seine Arbeit“: Besagt, dass Herr Hauser den Arbeitsanforderungen nicht gerecht wurde.
- „Insgesamt waren wir mit seinen Leistungen zufrieden“: Besagt, dass der Arbeitgeber im Einzelnen nicht mit Herrn Hauser zufrieden war. Der negative Wert dieser Aussage wird im Vergleich mit dem sehr guten Zeugnis in ➢ Abb. 6.3 besonders deutlich.
- Das Zeugnis beschreibt das Verhalten gegenüber Patienten und Kollegen, nicht aber das Verhalten gegenüber Vorgesetzten: Durch das Fehlen der entsprechenden Aussage wird darauf aufmerksam gemacht, dass der Mitarbeiter in diesem Bereich wohl nicht immer korrekt gehandelt hat.
- „Für seine Mitarbeit bedanken wir uns“: Kann als „nein danke“ gelesen werden.
- „Wir wünschen ihm künftig viel Erfolg“: Meint in diesem Fall, dass er den Erfolg nicht in diesem Krankenhaus hatte.

Ein geübter Zeugnisleser wird dieses Arbeitszeugnis sehr schnell als mangelhaft erkennen und daher bei der Einstellung dieses Bewerbers wohl eher vorsichtig sein.

6.5 Überprüfung eines Arbeitszeugnisses

➢ Tab. 6.7, die im Internet ⊞ als Download zur Verfügung steht, dient als Checkliste, mit deren Hilfe sowohl der Zeugnisersteller als auch der Zeugnisempfänger ein Zeugnis schnell überprüfen kann.

Tab. 6.7 Checkliste zum Arbeitszeugnis

	Ja	Nein
Offizieller Firmenbriefbogen?		
Ist eine Überschrift vorhanden (Zeugnis, Zwischenzeugnis)?		
Sind die Angaben zur Person des Zeugnisempfängers richtig?		
Wurden korrekte Eckdaten angegeben?		
Wurde die Entwicklung des Mitarbeiters deutlich aufgezeigt?		
Wurde der Tätigkeits- und Kompetenzbereich richtig dargestellt?		
Wurden die Leistungen deutlich beschrieben?		
Ist das Zeugnis frei von Widersprüchen?		
Stimmen die Leistungsbewertungen mit der tatsächlich erbrachten Leistung überein?		
Werden besondere Leistungen und Fähigkeiten benannt?		
Wird die Initiative zur eigenen Fort- und Weiterbildung benannt?		
Wurden die Formulierungen klar, verständlich und eindeutig gewählt?		
Stimmt die zusammenfassende Leistungsbewertung mit dem restlichen Zeugnis überein?		
Sind Rechtschreibung und Grammatik einwandfrei?		
Entspricht die Länge des Zeugnisses der Position des Mitarbeiters? Ist es vollständig?		
Sind alle Angaben zum Mitarbeiter und zum Arbeitsverhältnis zulässig?		
Wurde insgesamt der angemessene Wortlaut gefunden?		
Wurde das Verhalten gegenüber Vorgesetzen, Kollegen und Dritten (z. B. Patienten) eindeutig beschrieben?		
Passt die Schlussformel zu den übrigen Formulierungen?		
Wird eine wohlwollende Schlussformel gewählt?		
Wird Bedauern über den Weggang geäußert?		
Wird ein Dank für geleistete Dienste ausgesprochen?		
Wird deutlich, dass das Arbeitsverhältnis ggf. auf Wunsch des Arbeitnehmers beendet wird?		

Literaturverzeichnis

Backer, A.: Arbeitszeugnisse entschlüsseln und mitgestalten, STS Verlag, Planegg 2000

BALK; Eisenreich, T.: Handbuch Pflegemanagement, 2. Aufl., Luchterhand, Wolters Kluwer Deutschland, Neuwied, Köln, München 2003

Bäurle, R.: Körpertypen – Vom Typentrauma zum Traumtypen, 4. Aufl., Simon und Leutner Verlag, Berlin 1993

Bateson, G.: Ökologie des Geistes, 4. Aufl., Suhrkamp Verlag, Frankfurt am Main 1983

Beiler, J.; Lumpe, A.; Reetz, L.: Schlüsselqualifikation Selbstorganisation Lernorganisation, Dokumentation eines Symposions in Hamburg, Materialien zur Berufsbildung, Band 4, Feldhaus Verlag Hamburg 1993

Benner, P.: Stufen zur Pflegekompetenz (From Novice to Expert), Verlag Hans Huber, Bern, Stuttgart, Toronto 1994

Berkel, K; Herzog, R; Schmid, V.: Die Mitarbeiterbeurteilung als Führungsinstrument, 3. überarbeitete Aufl., Deutscher Genossenschafts-Verlag eG, Wiesbaden 1991

Birkenbiehl, M.: Train the Trainer – Arbeitshandbuch für Ausbilder und Dozenten, 12. Aufl., verlag moderne industrie, Landsberg/Lech 1995

Brähler, E.; Holling, H.; Leuter, D.; Petermann, F. (Hrsg.): Brickenkamp Handbuch psychologischer und pädagogischer Tests, Band 1, 3., vollständig überarbeitete und erweiterte Aufl., Hogrefe – Verlag für Psychologie, Göttingen, Bern, Toronto, Seattle 2002

Capra, F.: Lebensnetz. Ein neues Verständnis der lebendigen Welt, Scherz Verlag, Bern, München, Wien 1996

Cohen, S. S.: Sanfte Macht – Der neue weibliche Weg, Kabel Verlag, Hamburg 1990

Cohn, R.: Von der Psychoanalyse zur themenzentrierten Interaktion, 12. Aufl., Verlag Klett-Cotta, Stuttgart 1994

DBfK (Deutscher Berufsverband für Pflegeberufe): Gesetze über die Berufe in der Altenpflege und Krankenpflege, DBfK-Verlag, Berlin 2004

Doppler, K.; Lauterburg, C.: Change Management. Den Unternehmenswandel gestalten, 5. Aufl., Campus Verlag, Frankfurt M., New York 1996

Duden. Das Fremdwörterbuch. Duden Band 5. 9. aktualisierte Aufl., Dudenverlag, Mannheim, Leipzig, Wien, Zürich 2007

Eckhard, H. H.; Schuler H.: Berufseignungsdiagnostik. In: Psychologische Diagnostik. Ein Lehrbuch. 2. Aufl., Psychologie Verlags-Union, Weinheim 1992

Fisseni, H.-J.; Fennekels, G.: Das Assessment Center – Eine Einführung für Praktiker, Verlag für angewandte Psychologie, Göttingen 1995

Friedrich, H.: Zeugnisse im Beruf, Nachaufl., Falken-Verlag, Niedernhausen 1996

Friedrichs, J.: Methoden empirischer Sozialforschung, Rowohlt Taschenbuch Verlag, Reinbek bei Hamburg 1973

Friedrichs, J.: Methoden empirischer Sozialforschung, 14. Aufl., Westdeutscher Verlag, Opladen 1990

Gaugler, E.; Ripke, M.; Beyss, B.; Foerst, R.; Kunow, J.; Roepke-Apel, H.: Erprobung neuer Beurteilungsverfahren. Evaluierungsbericht im Auftrag des Bundesministers des Inneren, APF Arbeitsgemeinschaft Planungsforschung, Nomos Verlagsgesellschaft, Baden-Baden 1981

Gehm, T.: Kommunikation im Beruf, Beltz Verlag, Weinheim, Basel 1994

Heinzel, H.: Mitarbeiter zielwirksam auswählen und periodisch beurteilen – Tips aus der Praxis für den Praktiker, expert verlag Ehningen, Taylorix Fachverlag, Stuttgart 1989

Helgesen, S.: Frauen führen anders – Vorteile eines neuen Führungsstils, Wilhelm Heyne Verlag, München 1995

Hobmair, H.: Pädagogik, Stam Verlag, Köln, München 1994

Jetter, F.; Skrotzki, R.: „Handbuch Zielvereinbarungsgespräche", Schäffer-Poeschel Verlag, Ulm 2000

Juchli, L.: Pflege, 7. Aufl., Georg Thieme Verlag, Stuttgart 1994

Kador, Dr. F.-J.: Arbeitszeugnisse richtig lesen – richtig formulieren, Heider-Verlag, Bergisch-Gladbach 1989

Kaltenbach, T.: Qualitätsmanagement im Krankenhaus, Bibliomed, Melsungen 1991

Kamiske, G.; Brauer, J.-P.: Qualitätsmanagement von A bis Z, Carl Hanser Verlag, München 1995

Keck, A.; Pröschild, L.: Grundlagen des Pflegemanagements im Krankenhaus, 2. Aufl., Brigitte Kunz Verlag, Hagen 1995
Kellnhauser, E.: „Die Bedeutung einer Pflegephilosophie für die Pflegepraxis", in: Die Schwester/Der Pfleger, 12/1991
Kirschnick, O.: Pflegeleitfaden für Auszubildende in der Pflege, Verlag Urban & Schwarzenberg, München, Wien, Baltimore 1994
Knebel, H.: Taschenbuch für Personalbeurteilung, Taschenbuch für Personalbeurteilung, 9. Aufl., Sauer-Verlag, Heidelberg 1995
Krohwinkel, M.: Der Pflegeprozeß am Beispiel von Apoplexiekranken, Nomos Verlagsgesellschaft, Baden-Baden 1993
Krohwinkel, M.: Rehabilitierende Pflegeprozesspflege am Beispiel von Apoplexiekranken, 3. Aufl., Verlag Hans Huber, Hogrefe AG Bern 2008
Kruse, T.; Wagner, H.: Ethik und Berufsverständnis der Pflegeberufe, Springer-Verlag, Berlin-Heidelberg 1994
Künzel, M.: „Nur ein Gummibegriff kann so polyvalent verwendet werden", in: Schweizerisches Rotes Kreuz, Journal 4/93, Bern 1993
Küpper, W.: Materialien zur Personalentwicklung, unveröffentlichte Vorlesungsunterlagen im Studiengang „Organisationsentwicklung im Gesundheitswesen" an der Universität Hamburg 1996
van der Laan, H. J.; van der Laan, K.: Beurteilungsverfahren in Kooperativen, In: Seelbach, Pullig, K.-K.: Handbuch der Mitarbeiterbeurteilung, Gabler Verlag, Wiesbaden 1992
Leitfaden zur Qualitätsbeurteilung in Psychiatrischen Kliniken, Projekt im Auftrag des Bundesministeriums für Gesundheit, Band 74, Nomos Verlagsgesellschaft, Baden-Baden 1996
Leuzinger, A.; Luterbacher, T.: Mitarbeiterführung im Krankenhaus, 1./3. Aufl., Verlag Hans Huber, Bern 1987/2000
Loden, M.: Als Frau im Unternehmen führen, Knaur, München 1995
Lowen, A.: Bioenergetik – Therapie der Seele durch Arbeit mit dem Körper, Rowohlt Taschenbuch Verlag, Reinbek bei Hamburg 1979
Lueger, G.: Die Bedeutung der Wahrnehmung bei der Personalbeurteilung – Zur psychischen Konstruktion von Urteilen über Mitarbeiter; Personalwirtschaftliche Schriften, Band 1, Rainer Hampp Verlag, München, Mering 1992
Lucas, M.: Arbeitszeugnisse richtig deuten, 18. Aufl., Econ & List Verlag, Düsseldorf 1998
Luft, J.; Ingham, H.: Einführung in die Gruppendynamik, Fischer Verlag, Frankfurt 1989
Malorny, C.: TQM umsetzen – Der Weg zur Business Excellence, Schäffer-Poeschel Verlag, Stuttgart 1996
Margerison, C.; McCann, D.: Team Management Systems, TMS-Handbuch, 2. Aufl., © Prado Systems Limited, Lüdenscheid 1993
Marriner-Tomey, A.: Pflegetheoretikerinnen und ihr Werk, Recom Verlag, Basel 1992
Maslow, A. H.: Motivation und Persönlichkeit, Rowohlt Taschenbuch Verlag, Reinbek bei Hamburg 1989
Mead, Nikki (Hrsg.): Institute of Team Management Studies, Research Manual, Brisbane, New Edition 1999
Meichenbaum, D.: Intervention bei Streß – Anwendung und Wirkung des Streßimpfungtrainings, Verlag Hans Huber, Bern, Stuttgart, Toronto 1991
Meier, R.: Führen mit Zielen, Walhalla Fachverlag, Berlin, Bonn, Regensburg 1995
Meifort, B.: Schlüsselqualifikationen für gesundheits- und sozialpflegerische Berufe, Leuchtturm-Verlag, Alsbach 1991
Menche, N. (Hrsg.): Pflege heute – Lehrbuch für Pflegeberufe, 4., vollständig überarbeitete Aufl., Elsevier, Urban & Fischer Verlag, München 2007
Meyers Lexikon in drei Bänden, Bibliografisches Institut & Fa. Brockhaus AG, Mannheim 1996
Nasemann, A.: Arbeitszeugnisse, Falken-Verlag, Niedernhausen 1993/1996
Neiheiser, R.; Walger, M.: Weiterbildung in der Krankenpflege, Deutsche Krankenhaus Verlagsgesellschaft mbH, Düsseldorf 2002
Oechsler, W. A.: Personal und Arbeit, 4. Aufl., R. Oldenbourg Verlag, München, Wien 1992
Pilz, T.; Schreck, J.-U.; van Emmerich, C.; Walger, M.: Qualitätssicherung in der stationären Versorgung, 4. Aufl., Deutsche Krankenhausverlagsgesellschaft, Düsseldorf 2004
Ricka-Heidelberger, R.; Winiker, J.: Die Förderung von Schlüsselqualifikationen in den Pflegeberufen, Aarau 1994
Robert Bosch Stiftung: Pflegewissenschaft, Denkschrift, Gerlingen 1996
Rogers, C.: Die klientenzentrierte Gesprächspsychotherapie, Fischer Verlag, Frankfurt 1996

Rosenthal, R.; Jacobsen, L.: Pygmalion im Unterricht, Beltz, Weinheim 1974

Sahmel, K. H: Grundfragen der Pflegepädagogik, Verlag W. Kohlhammer, Stuttgart 2001

Senat der Freien und Hansestadt Hamburg: Amtlicher Anzeiger, Fortbildung- und Prüfungsordnung zur Fachkrankenschwester und zum Fachpfleger, zur Fachkinderkrankenschwester und zum Fachkinderkrankenpfleger für Intensivpflege und Anästhesie, Staatliche Pressestelle, Hamburg 1999

Scholz, Dr. C.: Personalmanagement, München 1991

Schreyoegg, A.: Supervision – ein integratives Modell, 2. Aufl., Junfermannsche Verlagsbuchhandlung, Paderborn 1992

Schulz von Thun, F.: Miteinander reden 1 – Störungen und Klärungen, Rowohlt Taschenbuch Verlag, Reinbek bei Hamburg 1989a

Schulz von Thun, F.: Miteinander reden 2 – Stile, Wert und Persönlichkeitsentwicklung, Rowohlt Taschenbuch Verlag, Reinbek bei Hamburg 1989b

Schulz von Thun, F.; Thomann, C.: Klärungshilfe – Handbuch für Therapeuten, Gesprächshelfer und Moderatoren in schwierigen Gesprächen, Rowohlt Taschenbuch Verlag, Reinbek bei Hamburg 1993

Selbach, R.; Pullig, K.-K.: Handbuch Mitarbeiterbeurteilung, Gabler Verlag, Wiesbaden 1992

Siewert, H.: Arbeitszeugnisse: wie man sie formuliert, wie man sie interpretiert, 8. Aufl., mvg-verlag, Landsberg am Lech 2000

Sprenger, Reinhard K.: Vertrauen führt – Worauf es im Unternehmen wirklich ankommt, 2. Aufl., Campus Verlag, Frankfurt/M. 2002

Stäßner, H.; Ill-Groß, M.: Das Recht der Stationsleitung, 2. Aufl., Verlag W. Kohlhammer, Stuttgart, 2002

Tscheuschner M.; Wagner H.: Das Team Management System – Der Weg zum Hochleistungsteam, Gabal Verlag, Offenbach 2008

TVöD: Tarifrecht öffentlicher Dienst Bund und Kommunen, Deutscher Taschenbuch Verlag, München 2006

Wagner, H. in: Schimmel-Schloo, M.; Seiwert, L.; Wagner, H. (Hrsg.): Persönlichkeitsmodelle, Team Management System, Gabal Verlag, Offenbach 2002

Watzlawick, P.: Anleitung zum Unglücklichsein, 30. Aufl., Piper, München, Zürich 1988

Watzlawick, P.: Die Möglichkeit des Anderssein – Zur Technik der therapeutischen Kommunikation, 4. Aufl., Verlag Hans Huber, Bern, Stuttgart, Toronto 1991

Watzlawik, P.; Beavin, J. H.; Jackson, D. D.: Menschliche Kommunikation – Formen, Störungen, Paradoxien, 8. Aufl., Verlag Hans Huber, Bern, Stuttgart, Toronto 1990

Westerholt, B.: Frauen können führen, Verlag DTV, München 1995

Wiese, U. E.: Rechtliche Qualitätsvorgaben in der stationären Altenpflege, 2. Aufl., Elsevier, Urban & Fischer, München 2009

Wittlin, P.: Führungsprozesse im Krankenhaus. Dissertation der rechts- und staatswissenschaftlichen Fakultät der Universität Zürich 1985

Zollondz, D.: Grundlagen Qualitätsmanagement, 2. Aufl., Oldenbourg Wissenschaftsverlag, München 2006

Register